Manuela Frenzel

Alternativen zur Schulmedizin

Kompendium zur Gesundheitsförderung
25 Methoden für Sie getestet

Herausgeber: FIT GESUND SCHÖN
Autor: Manuela Frenzel
Lektorat, Korrektorat: FIT GESUND SCHOEN media GmbH
Umschlaggestaltung: FIT GESUND SCHOEN media GmbH
Titelsbild: Fotolia; Relax © Deklofenak

1. Auflage 2012
Verlag: tredition GmbH, Mittelweg 177, 20148 Hamburg
Printed in Germany
ISBN: 978-3-8491-1806-8

Das Werk, einschließlich seiner Teile, ist urheberrechtlich geschützt. Jede Verwertung ist ohne Zustimmung des Verlages und des Autors unzulässig. Dies gilt insbesondere für die elektronische oder sonstige Vervielfältigung, Übersetzung, Verbreitung und öffentliche Zugänglichmachung.

Bibliografische Information der Deutschen Nationalbibliothek:
Die Deutsche Nationalbibliothek verzeichnet diese Publikation in der Deutschen Nationalbibliografie; detaillierte bibliografische Daten sind im Internet über http://dnb.d-nb.de abrufbar.

Inhaltsverzeichnis

Was ist die Alternativmedizin? ... 13
Angebote ... 13
Wirksamkeitsnachweis ... 15
Behandler ... 16
Kosten ... 19

Die Prinzipien der Alternativmedizin ... 21
Reiz- und Regulationstherapie ... 21
Immunmodulation ... 22
Wärme- und Kältetherapie ... 22
Pflanzenheilkunde ... 23
Ordnungstherapie ... 24
Ethnomedizin ... 24

Akupressur und Shiatsu ... 27
Auf dem Pfad der Geschichte ... 27
Was steckt dahinter? ... 27
Wie wird die Behandlung durchgeführt? ... 28
Welche Ausbildung haben die Behandler? ... 29
Wofür wird die Behandlung angewendet? ... 30
Wann darf die Behandlung nicht eingesetzt werden? ... 30
Welche Nebenwirkungen können auftreten? ... 31
Ist die Methode wirksam? ... 31

Akupunktur ... 33
Auf dem Pfad der Geschichte ... 33
Was steckt dahinter? ... 34
Wie wird die Behandlung durchgeführt? ... 35
Welche Ausbildung haben die Behandler? ... 37
Wofür wird die Behandlung angewendet? ... 38
Wann darf die Behandlung nicht eingesetzt werden? ... 38
Welche Nebenwirkungen können auftreten? ... 39
Ist die Methode wirksam? ... 40

Anthroposophische Medizin ... 41
Auf dem Pfad der Geschichte ... 41
Was steckt dahinter? ... 41
Wie wird die Behandlung durchgeführt? ... 44
Welche Ausbildung haben die Behandler? ... 45
Wofür wird die Behandlung angewendet? ... 45
Wann darf die Behandlung nicht eingesetzt werden? ... 46
Welche Nebenwirkungen können auftreten? ... 46
Ist die Methode wirksam? ... 46

Autogenes Training ... 47
Auf dem Pfad der Geschichte ... 47
Was steckt dahinter? ... 48
Wie wird die Behandlung durchgeführt? ... 49
Welche Ausbildung haben die Behandler? ... 50
Wofür wird die Behandlung angewendet? ... 50
Wann darf die Behandlung nicht eingesetzt werden? ... 51
Welche Nebenwirkungen können auftreten? ... 51
Ist die Methode wirksam? ... 52

Biochemie nach Schüßler ... 53
Auf dem Pfad der Geschichte ... 53
Was steckt dahinter? ... 53
Wie wird die Behandlung durchgeführt? ... 54
Welche Ausbildung haben die Behandler? ... 55
Wofür wird die Behandlung angewendet? ... 55
Wann darf die Behandlung nicht eingesetzt werden? ... 55
Welche Nebenwirkungen können auftreten? ... 56
Ist die Methode wirksam? ... 56

Biofeedback ... 57
Auf dem Pfad der Geschichte ... 57
Was steckt dahinter? ... 58
Wie wird die Behandlung durchgeführt? ... 58
Welche Ausbildung haben die Behandler? ... 59
Wofür wird die Behandlung angewendet? ... 60
Wann darf die Behandlung nicht eingesetzt werden? ... 60
Welche Nebenwirkungen können auftreten? ... 60
Ist die Methode wirksam? ... 61

Eigenbluttherapie 63
Auf dem Pfad der Geschichte 63
Was steckt dahinter? 64
Wie wird die Behandlung durchgeführt? 65
Welche Ausbildung haben die Behandler? 65
Wofür wird die Behandlung angewendet? 66
Wann darf die Behandlung nicht eingesetzt werden? 66
Welche Nebenwirkungen können auftreten? 67
Ist die Methode wirksam? 67

Feldenkrais-Methode 69
Auf dem Pfad der Geschichte 69
Was steckt dahinter? 70
Wie wird die Behandlung durchgeführt? 71
Welche Ausbildung haben die Behandler? 71
Wofür wird die Behandlung angewendet? 72
Welche Nebenwirkungen können auftreten? 72
Ist die Methode wirksam? 72

Enzymtherapie 73
Auf dem Pfad der Geschichte 73
Was steckt dahinter? 74
Wie wird die Behandlung durchgeführt? 75
Welche Ausbildung haben die Behandler? 75
Wofür wird die Behandlung angewendet? 75
Wann darf die Behandlung nicht eingesetzt werden? 76
Welche Nebenwirkungen können auftreten? 76
Ist die Methode wirksam? 76

Farbtherapie 77
Auf dem Pfad der Geschichte 77
Was steckt dahinter? 78
Wie wird die Behandlung durchgeführt? 79
Welche Ausbildung haben die Behandler? 80
Wofür wird die Behandlung angewendet? 80
Wann darf die Behandlung nicht eingesetzt werden? 81
Welche Nebenwirkungen können auftreten? 81
Ist die Methode wirksam? 81

Fiebertherapie 83
　Auf dem Pfad der Geschichte 83
　Was steckt dahinter? 84
　Wie wird die Behandlung durchgeführt? 85
　Welche Ausbildung haben die Behandler? 86
　Wofür wird die Behandlung angewendet? 87
　Wann darf die Behandlung nicht eingesetzt werden? 87
　Welche Nebenwirkungen können auftreten? 88
　Ist die Methode wirksam? 88

Geistheilung 89
　Auf dem Pfad der Geschichte 89
　Was steckt dahinter? 89
　Wie wird die Behandlung durchgeführt? 91
　Welche Ausbildung haben die Behandler? 91
　Wofür wird die Behandlung angewendet? 92
　Wann darf die Behandlung nicht eingesetzt werden? 92
　Welche Nebenwirkungen können auftreten? 92
　Ist die Methode wirksam? 92

Homöopathie 93
　Auf dem Pfad der Geschichte 93
　Was steckt dahinter? 94
　Wie wird die Behandlung durchgeführt? 96
　Welche Ausbildung haben die Behandler? 97
　Wofür wird die Behandlung angewendet? 98
　Wann darf die Behandlung nicht eingesetzt werden? 98
　Welche Nebenwirkungen können auftreten? 99
　Ist die Methode wirksam? 100

Hypnose 101
　Auf dem Pfad der Geschichte 101
　Was steckt dahinter? 102
　Wie wird die Behandlung durchgeführt? 103
　Welche Ausbildung haben die Behandler? 105
　Wofür wird die Behandlung angewendet? 105
　Wann darf die Behandlung nicht eingesetzt werden? 106
　Welche Nebenwirkungen können auftreten? 106
　Ist die Methode wirksam? 107

Kinesiologie 109
Auf dem Pfad der Geschichte 109
Was steckt dahinter? 110
Wie wird die Behandlung durchgeführt? 111
Welche Ausbildung haben die Behandler? 113
Wofür wird die Behandlung angewendet? 114
Welche Nebenwirkungen können auftreten? 115
Ist die Methode wirksam? 116

Kneipptherapie 117
Auf dem Pfad der Geschichte 117
Was steckt dahinter? 118
Wie wird die Behandlung durchgeführt? 120
Welche Ausbildung haben die Behandler? 121
Wofür wird die Behandlung angewendet? 121
Wann darf die Behandlung nicht eingesetzt werden? 122
Welche Nebenwirkungen können auftreten? 123
Ist die Methode wirksam? 123

Magnettherapie 125
Auf dem Pfad der Geschichte 125
Was steckt dahinter? 126
Wie wird die Behandlung durchgeführt? 127
Welche Ausbildung haben die Behandler? 128
Wofür wird die Behandlung angewendet? 128
Wann darf die Behandlung nicht eingesetzt werden? 129
Welche Nebenwirkungen können auftreten? 130
Ist die Methode wirksam? 131

Manuelle Medizin 133
Auf dem Pfad der Geschichte 133
Was steckt dahinter? 135
Wie wird die Behandlung durchgeführt? 137
Welche Ausbildung haben die Behandler? 140
Wofür wird die Behandlung angewendet? 141
Wann darf die Behandlung nicht eingesetzt werden? 142
Welche Nebenwirkungen können auftreten? 143
Ist die Methode wirksam? 143

Meditation 145
Auf dem Pfad der Geschichte 145
Was steckt dahinter? 146
Wie wird die Behandlung durchgeführt? 148
Welche Ausbildung haben die Behandler? 149
Wofür wird die Behandlung angewendet? 149
Wann darf die Behandlung nicht eingesetzt werden? 150
Welche Nebenwirkungen können auftreten? 150
Ist die Methode wirksam? 150

Neuraltherapie nach Huneke 151
Auf dem Pfad der Geschichte 151
Was steckt dahinter? 152
Wie wird die Behandlung durchgeführt? 154
Welche Ausbildung haben die Behandler? 155
Wofür wird die Behandlung angewendet? 155
Wann darf die Behandlung nicht eingesetzt werden? 156
Welche Nebenwirkungen können auftreten? 156
Ist die Methode wirksam? 157

Orthomolekulare Medizin 159
Auf dem Pfad der Geschichte 159
Was steckt dahinter? 159
Wie wird die Behandlung durchgeführt? 161
Welche Ausbildung haben die Behandler? 162
Wofür wird die Behandlung angewendet? 162
Wann darf die Behandlung nicht eingesetzt werden? 163
Welche Nebenwirkungen können auftreten? 164
Ist die Methode wirksam? 167

Ozontherapie 169
Auf dem Pfad der Geschichte 169
Was steckt dahinter? 170
Wie wird die Behandlung durchgeführt? 171
Welche Ausbildung haben die Behandler? 172
Wofür wird die Behandlung angewendet? 172
Wann darf die Behandlung nicht eingesetzt werden? 173
Welche Nebenwirkungen können auftreten? 173
Ist die Methode wirksam? 174

Progressive Muskelentspannung nach Jacobson 175
Auf dem Pfad der Geschichte 175
Was steckt dahinter? 175
Wie wird die Behandlung durchgeführt? 176
Welche Ausbildung haben die Behandler? 177
Wofür wird die Behandlung angewendet? 178
Wann darf die Behandlung nicht eingesetzt werden? 178
Welche Nebenwirkungen können auftreten? 179
Ist die Methode wirksam? 179

Qigong und Tai Chi 181
Auf dem Pfad der Geschichte 181
Was steckt dahinter? 182
Wie wird die Behandlung durchgeführt? 183
Welche Ausbildung haben die Behandler? 184
Wofür wird die Behandlung angewendet? 184
Wann darf die Behandlung nicht eingesetzt werden? 184
Welche Nebenwirkungen können auftreten? 185
Ist die Methode wirksam? 185

Yoga 187
Auf dem Pfad der Geschichte 187
Was steckt dahinter? 188
Wie wird die Behandlung durchgeführt? 190
Welche Ausbildung haben die Behandler? 190
Wofür wird die Behandlung angewendet? 190
Wann darf die Behandlung nicht eingesetzt werden? 191
Welche Nebenwirkungen können auftreten? 192
Ist die Methode wirksam? 192

Was ist die Alternativmedizin?

Als Alternativmedizin oder Komplementärmedizin werden diagnostische Verfahren, Behandlungsmethoden und Vorbeugungsmaßnahmen bezeichnet, die der Alternative oder Ergänzung der konventionellen Medizin dienen. Oft befassen sich alternative Heilmethoden mit Fragestellungen, die nicht in der „Schulmedizin" vorkommen. Sie umfassen ein breites Spektrum verschiedenster Verfahren.

Die Alternativmedizin erhebt meist den Anspruch „sanft" und „nebenwirkungsfrei" zu sein. Doch dies kann auch sie nicht uneingeschränkt erfüllen. Eine auftretende Erstverschlimmerung kann ein positives Zeichen für die Wirksamkeit bedeuten, aber auch ein unerwünschter Effekt sein. Auch das Verfahren selbst kann Risiken bergen. Etwa wenn es nicht fachgerecht durchgeführt wird. Das Nichtbeachten der Gegenanzeigen einer Methode, sowie der Einsatz ungeeigneter Diagnosetechniken können zum Auftreten von Nebenwirkungen führen.

Ebenfalls oft in der alternativen Medizin verwendete Begriffe sind „ganzheitlich" und „natürlich". Es wird die gegenseitige Beeinflussung von Geist, Körper und Seele betrachtet, die auch wissenschaftlich nachgewiesen ist und auch in der konventionellen Medizin zum Tragen kommt. In der Komplementärmedizin werden diese Zusammenhänge eher spirituell betrachtet.

Angebote

Das Angebot in der komplementären Medizin wird ebenso von der Nachfrage bestimmt, wie in der konventionellen Medizin. Es umfasst die Vorbeugung, Diagnose und Behandlung von Krankheiten.

Vorbeugung

Die klassische Medizin empfiehlt zur Vorbeugung gesunde Ernährung, regelmäßige Bewegung, ein angemessenes Körpergewicht und einen Ausgleich zwischen Belastung und Entspannung. Jeder muss also selbst aktiv werden. Jedoch können diese Maßnahmen jederzeit leicht und ohne Schädigung durchgeführt werden und führen so zu einer gesundheitsbewussten Lebensweise.

In der komplementären Medizin sollen Ungleichgewichte ausbalanciert, Energien am Fluss gehalten und die Abwehrkräfte gestärkt werden. Dies soll mit der Einnahme von Mitteln oder dem Einsatz von Apparaten erreicht werden. Die Wirksamkeit und der Nutzen dieser Methoden kann nur schwer festgestellt und somit angezweifelt werden. Auch werden die Maßnahmen, die durch Eigenaktivität kostenlos durchgeführt werden können, von konsumierbaren Mitteln, die gegen Bezahlung erhältlich sind, abgelöst.

Diagnostik

Auch die Alternativmedizin kennt verschiedene Diagnoseverfahren, die ergänzend zu den konventionellen Methoden eingesetzt werden oder sie ganz ersetzen sollen. Anhand der gestellten Diagnose wird anschließend die Therapie gewählt.

In sogenannten Bio- und Krebslaboratorien werden Diagnosen anhand von Labortests gestellt, die jedoch keiner öffentlichen Kontrolle unterliegen. Mittels Stuhlproben und sogenannten Blutgifttests sollen Vergiftungen im Körper oder eine Überempfindlichkeit gegenüber einem Pilzbefall festgestellt werden. Auch vermeintliche Krebserreger sollen so gefunden werden. Eine Universalmethode soll gar sämtliche Krankheiten, Allergien und Krebserkrankungen unterschiedslos erkennen, teilweise sogar in ihren Vorstadien. Da die Auswertung der Testergebnisse jedoch meist auf ihrer subjektiven Interpretation beruht, sind sie wissenschaftlich nicht reproduzierbar.

Durch solche zweifelhaften Befunde kann es leicht zu Fehldiagnosen kommen und ernsthafte Erkrankungen können unerkannt bleiben. Dies kann zu einer Fehlbehandlung führen bzw. notwendige Behandlungen können verzögert werden. Auch können die Befunde gesunde Menschen in Angst versetzen und sie zu einer unnötigen Therapie bewegen.

Behandlung

Während in der konventionellen Medizin die Beseitigung oder Linderung einer Krankheitsursache oder eines Symptoms präzise beschrieben sind, sind die Behandlungsmethoden der komplementären Medizin meist weniger exakt definiert und für ein breiteres Feld von Krankheiten ausgelegt. Oft besteht die komplementäre Behandlung aus einem Paket verschiedener Verfahren, die jede Ebene ansprechen sollen. Dabei ist es oft so, dass die Wirkung einer Behandlung umso fragwürdiger ist, je unpräziser sie beschrieben ist. In der komplementären Medizin werden häufig verschiedene Maßnahmen zusammen angewendet. Der Effekt der einzelnen Methoden kann so jedoch nur schwer festgestellt werden.

Wirksamkeitsnachweis

Eine medizinische Behandlung ist erst dann von Bedeutung, wenn sie wirksam ist. Die Wirksamkeitsnachweise für alternativmedizinische Methoden bestehen meist aus Erlebnissen Einzelner, der eigenen Besserung und Berichten von Heilungen. Diese lassen jedoch nicht zwangsläufig einen Schluss darauf zu, dass die Methode auf die Behandlung vieler übertragbar ist.

Um einen Behandlungserfolg als Nachweis für die Wirksamkeit werten zu können, müssen zunächst verschiedene Fragen geklärt werden. Dazu gehören etwa bei wie vielen Patienten die Behandlung erfolgreich war, was als Erfolg gewertet wurde und ob der Erfolg auf dem spezifischen Effekt eine Behandlung oder dem Placeboeffekt beruht. Auch muss geklärt werden ob der Verlauf einer Krankheit schubweise erfolgt und es dadurch zu einer Besserung kommt. Viele Krankheiten klingen auch nach einiger Zeit wieder von selbst ab.

Erst die Auswertung kontrollierter, randomisierter, klinischer Studien kann eine Aussage über die Wirksamkeit eines komplementären Verfahrens geben.

Placeboeffekt

Placebo kommt aus dem lateinischen und bedeutet „ich werde gefallen". Als Placebo werden Behandlungen bezeichnet, die keine spezifische Wirkung besitzen, jedoch trotzdem eine positive Reaktion beim Patienten hervorrufen können, etwa Arzneimittel ohne Wirkstoff (Verum) oder nur scheinbar korrekt durchgeführte Behandlungen. Die Wirksamkeit ist dabei davon abhängig, wie stark ein Leiden mit der Wahrnehmung verbunden ist. So kann der Placeboeffekt zwischen 20 und 70 % liegen. Der Placeboeffekt ist nur von kurzer Dauer und zeigt bei Erkrankungen, die nur wenig oder gar nicht von der Psyche beeinflusst werden, keine Wirkung.

Analog zum Placeboeffekt kann auch ein Noceboeffekt (lateinisch „ich werde schaden") auftreten. Dabei handelt es sich um die negative Reaktion auf eine Behandlung ohne spezifische Wirkung. Dieser Effekt ist umso stärker, je intensiver ein Patient über die Nebenwirkungen einer Therapie aufgeklärt wird. Auftreten können etwa Mundtrockenheit, Übelkeit, Benommenheit und Kopfschmerzen.

Behandler

Komplementärmedizinische Verfahren können von Ärzten mit spezieller Ausrichtung, etwa für anthroposophische, traditionelle chinesische oder indische Medizin, angeboten werden. Sie können jedoch von Heilpraktikern und sogenannten Beratern angewandt werden.

Ärzte

Während ihres Studiums besitzen Ärzte die Möglichkeit Fächer im Bereich der komplementären Medizin zu belegen, die auch als Prüfungsfach für das Staatsexamen zugelassen sind. Nach dem Examen können sie sich in einer Weiterbildung intensiver mit einem Themenbereich beschäftigen und eine Zusatzbezeichnung erhalten.

Neben den Behandlungen, die von der gesetzlichen Krankenversicherung (GKV) bezahlt werden, können Ärzte auch individuelle Gesundheitsleistungen (IGeL) anbieten. Deren Kosten müssen von den Patienten selbst übernommen werden. Der Arzt stellt dafür eine Rechnung nach der Gebührenordnung für Ärzte (GOÄ) aus.

Grundsätzlich kann ein Arzt mit der Zustimmung des Patienten jede Behandlung durchführen, die er für richtig hält. Ihm sind dabei jedoch Grenzen gesetzt um den Patienten zu schützen:

- Er darf keine Methode verwenden, die für die Krankheit ungeeignet ist.
- Übersteigt das sichere Risiko den geringen oder nicht vorhandenen Nutzen einer Maßnahme, darf sie nicht angewendet werden.
- Bestehen Zweifel über den Erfolg einer Maßnahme, darf der Arzt diese nicht durchführen.
- Die Behandlung muss so durchgeführt werden, dass sie dem aktuellen wissenschaftlichen Stand entspricht.
- Der Arzt muss eine Behandlung sofort abbrechen, wenn sich die angewandte Methode als wirkungslos erweist.
- Ist ein Arzt mit der Behandlung eines Patienten überfordert, muss er ihn an einen qualifizierten Kollegen überweisen.
- Eine eingehende Untersuchung und Diagnose mit anerkannten Verfahren müssen die Grundlage für die Bestimmung von Nutzen und Risiko einer Behandlung darstellen.

Wenn der Arzt eine wissenschaftlich nicht anerkannte Methode einsetzen will, muss er den Patienten besonders eingehend über die Vor- und Nachteil aufklären.

Heilpraktiker

Um den Beruf des Heilpraktikers ausüben zu können, ist keine medizinische Ausbildung mit einer ärztlichen Approbation notwendig. Der Heilpraktiker muss jedoch eine staatliche Erlaubnis besitzen. Die Ausbildung ist nicht gesetzlich geregelt und kann in einer Heilpraktikerschule absolviert werden.

Diese arbeiten ohne staatliche Vorgaben und somit können die Qualität und die Dauer der Ausbildung von Schule zu Schule variieren.

Um die staatliche Erlaubnis erhalten zu können muss eine Überprüfung durch das Gesundheitsamt und durch den Amtsarzt bestanden werden. Die Inhalte der Überprüfungen sind nicht festgelegt, können aber Grundkenntnisse über den Bau und die Funktion des menschlichen Körpers, sowie die medizinische Gesetzeskunde enthalten. Bei Nichtbestehen können die Überprüfungen beliebig oft wiederholt werden.

Auch für die Heilpraktiker gibt es per Gesetz festgelegte Grenzen, die sie kennen müssen. Sie dürfen keine meldepflichtigen Krankheiten (Diphtherie, Masern, Tuberkulose), Zahn-, Mund- und Kieferkrankheit behandeln. Ebenfalls ist ihnen die Untersuchung und Behandlung von Geschlechtsorganen untersagt. Heilpraktiker dürfen außerdem keine Geburtshilfe leisten, keine Strahlentherapie durchführen, keine verschreibungspflichtigen Medikamente oder Betäubungsmittel verordnen und keine Totenscheine ausstellen. Sie unterliegen ebenfalls einer Schweigepflicht, die jedoch weniger streng ist als bei Ärzten.

Berater und andere Therapeuten

Neben den Ärzten und Heilpraktikern gibt es auch noch eine Reihe beratender Berufsgruppen. Die Berater können ausgebildete Fachleute sein, oder auch Laien, die sich ihre Fähigkeiten ohne fachkundige Anleitung selbst angeeignet haben. Sie dürfen keine Diagnosen erstellen und behandeln.

Bei einer Reihe von komplementären Verfahren werden Laien in dessen Techniken eingewiesen und dann zu Therapeuten ernannt. Dieser Begriff ist nur für bestimmte Berufsgruppen (z.B. Psychotherapeut, Physiotherapeut, Ergotherapeut) geschützt. Auch sie dürfen keine Behandlung durchführen oder Diagnosen erstellen.

Um einen seriösen von einem unseriösen Behandler unterscheiden zu können, sollte er bestimmte Kriterien erfüllen. So rät ein guter Behandler beispielsweise nicht davon ab, ärztlich verschriebene Medikamente weiter einzunehmen. Er erstellt einen Behandlungsplan und berechnet seine Leistungen nach dem Gebührenverzeichnis für Heilpraktiker

Behandlungsplan

Ein Behandlungsplan enthält alle wichtigen Informationen zur Diagnose und zur Behandlung. Er dient dem Patienten als Übersicht über die Behandlung. Bei Abweichungen kann er diese mit dem Behandler besprechen. Außerdem dient der Behandlungsplan der Absicherung und verhindert, dass keine unabgesprochenen Grenzen überschritten werden. Er kann auch als Argumentationshilfe bei Rechtsstreitigkeiten dienen.

Kosten

Gesetzliche Krankenkassen bezahlen ihren Mitgliedern alle Leistungen, die von Ärzten mit einer Kassenzulassung erbracht werden und die ausreichend, zweckmäßig und wirtschaftlich sind. Sie dürfen jedoch nicht das Maß des Notwendigen überschreiten.

Welche Verfahren bezahlt werden, hängt von der Krankenkasse ab. In der Regel werden die Kosten für klassische Naturheilverfahren übernommen, wenn sie von einem Arzt verordnet werden. Keine gesetzliche Krankenkasse übernimmt jedoch die Kosten für einen Heilpraktiker. Medikamente, die nicht verschreibungspflichtig sind, müssen ebenfalls selbst bezahlt werden.

Einige Krankenkassen haben Behandlungsmethoden, wie die klassische Homöopathie, in ihrem Leistungsspektrum integriert. Seit 2007 werden auch Wahltarife für besondere Therapierichtungen angeboten, bei denen die Kosten einer alternativen Behandlung übernommen werden. Die Mindestlaufzeit eines solchen Wahltarifes beträgt jedoch 3 Jahre. In dieser Zeit kann die Krankenkasse nicht gewechselt werden.

Um eine Kostenerstattung zu erreichen, muss eine Reihe von Bedingungen erfüllt werden. So darf das Verfahren vom Gemeinsamen Bundesausschuss (G-BA) nicht als unwirksam gekennzeichnet sein. Der Gemeinsame Bundesausschuss ist ein Gremium aus Vertretern von Ärzten und Krankenkassen und erstellt Richtlinien zu Untersuchungs- und Behandlungsmethoden der vertragsärztlichen Versorgung. Diese enthalten Informationen darüber, welche Verfahren nicht angewendet werden dürfen und somit von der Kostenerstattung ausgeschlossen sind. Sie geben außerdem an, welche noch nicht ausreichend überprüfte Verfahren von der Krankenversicherung bezahlt werden können und welche Voraussetzungen die anwendenden Ärzte erfüllen müssen. Die Bewertung der Verfahren wird regelmäßig überprüft.

Die Krankenkassen können auch zu einer Zahlung verpflichtet werden, wenn eine akut lebensbedrohliche Krankheit vorliegt, bei der eine konventionelle Therapie nicht zum Erfolg führt oder aufgrund von Nebenwirkungen nicht eingesetzt werden kann. Voraussetzung für eine Übernahme der Kosten ist ein vom Arzt erstellter Befund- und Behandlungsbericht.

Grundsätzlich sollte vor einer Behandlung geklärt werden, wie die Aussichten für die Übernahme der Kosten stehen. Sollte es doch zu einer juristischen Auseinandersetzung mit der Krankenversicherung kommen, bieten Patientenberatungsstellen der Bundesländer, einige Verbraucherzentralen und der Sozialverband Deutschland eine Beratung in Rechtsfragen an.

Wer denkt, dass er durch einen Heilpraktiker zu Schaden gekommen ist, muss mit Hilfe eines Rechtsanwaltes einen Zivilprozess anstrengen. Besteht Verdacht auf einen ärztlichen Behandlungsfehler und kann keine Einigung mit dem Arzt erreicht werden, können die Schlichtungsstellen der Landesärztekammer hinzugezogen werden.

Die Prinzipien der Alternativmedizin

Viele komplementäre Methoden beruhen der Naturheilkunde. Diese arbeitet mit Substanzen und Faktoren, die der natürlichen Umgebung entstammen, wie z.B. Pflanzen, Nahrungsmittel und Heilquellen. Aber auch Komponenten der allgemeinen und gesunden Lebensführung, wie etwa Körperhygiene, Tagesrhythmus und eine selbstbestimmtes Leben finden darin Beachtung. Die meisten Verfahren besitzen einen Kurzzeit- und einen Langzeiteffekt, die einen unterschiedlichen Nutzen haben und somit in unterschiedlichen Bereich zum Einsatz kommen. Während der Kurzzeiteffekt sich meist in den Hausmitteln widerspiegelt, soll mittels Langzeiteffekt das Immunsystem beeinflusst und die Selbstheilungskräfte des Körpers angeregt werden.

Reiz- und Regulationstherapie

Bei der Reiz- und Regulationstherapie soll eine gestörte Funktion des Körpers wieder ins Gleichgewicht gebracht werden. Der Körper soll ohne Arzneimittel zu einer Reaktion angeregt werden und sich dadurch selbst heilen. Es werden unspezifische Reize, wie Licht, Wärme oder Kälte, eingesetzt, die gestörte Körpervorgänge, etwa den Stoffwechsel beeinflussen sollen. Die Reize sind unspezifisch, da sie nicht auf ein bestimmtes Organ, sondern auf den gesamten Körper gerichtet sind.

Der Langzeiteffekt ist bei der Reiz- und Regulationstherapie größer als der Kurzzeiteffekt. Um diesen zu erreichen, wird der Körper regelmäßig Reizen ausgesetzt. Da sich der Organismus jedoch anpasst, muss die Intensität der Reize schrittweise erhöht werden. Dies führt zu einem Trainingseffekt, der jedoch verschwindet wenn der Reiz nicht regelmäßig einwirkt. Die Schritte der Reizsteigerung und die Intensität der Reize muss individuell abgestimmt werden. Sind die Regulationsmechanismen erschöpft, ist die Grenze der Therapie erreicht. Eine weitere Reizeinwirkung kann dann den Organismus schädigen.

Immunmodulation

Die Immunmodulation, auch Umstimmung genannt, ist eine gezielte Beeinflussung des Immunsystems (Aktivierung oder Drosselung) mit Wirkstoffen. Dadurch soll der Körper eine Krankheit selbst bewältigen können. Bei einer Behandlung mit der Immunmodulation wechseln sich Phasen ab, in denen das Immunsystem gedrosselt oder aktiviert wird.

Das Immunsystem ist eng mit dem Nerven- und dem Hormonsystem verknüpft. Wird während der Immunmodulation das Immunsystem beeinflusst, kommt es zu einer komplexen Kettenreaktion im Körper. Die Auswirkungen sind nicht genau absehbar, da die Reaktion von verschiedenen Faktoren abhängt. Deshalb muss die Behandlung individuell abgestimmt werden, sonst kann es zu einer abnehmenden Immunleistung kommen.

Die Mittel, die bei der Immunmodulation eingesetzt werden, können in aktiv und passiv eingeteilt werden. Während der Patient bei den aktiven Umstimmungsmitteln selbst tätig werden muss, handelt es sich bei den Passiven um Medikamente oder therapeutische Verfahren. Es wird angenommen, dass eine hohe Dosierung das Immunsystem drosselt und eine geringe Dosierung aktiviert.

Wärme- und Kältetherapie

Die Wärme- und die Kältetherapie sind Formen der Thermotherapie. Während Wärme bei Schmerzen und nichtentzündlichen Erkrankungen eingesetzt wird, findet die Kälte bei akuten und schmerzhaften Erkrankungen Anwendung. Um Wärme oder Kälte übertragen zu können, ist ein geeignetes Medium nötig. Dies kann Wasser, Lehm, Schlamm oder Rotlicht sein. Die abwechselnde Anwendung von Wärme und Kälte (z.B. Sauna) wirkt gewebereinigend, regt das Immunsystem an und trainiert den Kreislauf, die Muskulatur und das vegetative Nervensystem.

Die Wirkung der Wärmetherapie beruht darauf, dass sich die Blutgefäße bei der Einwirkung von Wärme erweitern und die Muskeln sich entspannen. Dadurch wird die Durchblutung gefördert und die Nervenbahnen entlastet. Das Schmerzempfinden wird gedämpft, der Zellstoffwechsel wird angeregt und die Produktion von Stresshormonen reguliert. Bei der Einwirkung von Kälte ziehen sich die Blutgefäße hingegen zusammen, die Muskeln spannen sich an und die Durchblutung wird verringert. Wirkt kein Kältereiz mehr ein, entspannen sich die Muskeln und ein warmes Gefühl entsteht auf der entsprechenden Stelle. Der Kältereiz wird über die Nervenbahnen schneller weiter geleitet als Schmerz und wirkt somit schmerzlindernd.

Die Wärme- und Kältetherapie sollte bei Menschen mit gestörtem Temperaturempfinden, etwa Diabetikern, nur unter ärztlicher Aufsicht angewendet werden. Auch bei der Einnahme von Medikamenten, die die Blutgefäße erweitern oder den Blutdruck senken, sowie nach anstrengendem Sport oder ausgiebigen Mahlzeiten kann sich die Anwendung negativ auswirken. Bei Entzündungen innerer Organe, Tuberkulose, Reizblase und Harnwegsinfektionen kann die Anwendung von Wärme oder Kälte die Krankheit verstärken.

Pflanzenheilkunde

Die Pflanzenheilkunde, auch Phytotherapie genannt, stützt sich auf überlieferte Texte, Erfahrungswerte und volksmedizinische Traditionen. Durch die wissenschaftliche Erforschung von Heilpflanzen, soll deren Wirkung bestätigt werden. Es werden Pflanzen und Pflanzenteile (Blüten, Blätter, Wurzeln, Rinde) verwendet und frisch oder als Tee, Tinktur, Extrakt angewendet. In der modernen Pflanzenheilkunde wird versucht, die reinen Arzneistoffe zu extrahieren oder künstlich herzustellen, um deren Wirkung zu verbessern und Nebenwirkungen zu vermindern.

Meist ist die Wirkung einer Heilpflanze nicht von nur einem Inhaltsstoff abhängig, sondern von einer Mischung verschiedener Stoffe. Dadurch kann sie verschiedene Wirkung haben oder bei verschiedenen Krankheiten angewendet werden. Die Qualität der Pflanzen ist vom Klima, dem Standort, der Erntezeit und der Lagerung abhängig. Deshalb ist die Standardisierung der Herstellung von Phytopharmaka wichtig, um eine gleichbleibende Wirkstoffmenge zu garantieren.

Die in Deutschland gebräuchlichen Pflanzen sind im Arzneibuch aufgeführt, das jedoch keine Informationen zu deren Wirksamkeit enthält. Von der

Kommission E des ehemaligen Gesundheitsamtes wurden für etwa 330 Pflanzen Monografien erstellt, die Informationen über die Eigenschaften, Wirkungen, Nebenwirkungen, Anwendungsgebiete und Gegenanzeigen enthalten.

Ordnungstherapie

Die Ordnungstherapie geht davon aus, dass Gesundheit nur durch das Zusammenspiel von Körper, Geist und Seele aufrecht erhalten oder wiedererlangt werden kann. Eine entscheidende Rolle spielt dabei die Lebensführung (Lebensordnung). Durch die Vermeidung von Risikofaktoren, Genussgiften und Reizüberflutung soll das seelische Gleichgewicht wiederhergestellt werden und eine ausgeglichene und gesunde Lebensweise erreicht werden.

Bestandteile der Ordnungstherapie sind eine maßvolle Ernährung, die sinnvolle Nutzung von Licht, Luft und Wasser, ein ausgewogener Wechsel von Bewegung und Ruhe, sowie die Regulierung des Stoffwechsels und die Stabilisierung der Psyche. Erreicht werden soll dies mit gezielten verhaltenstherapeutischen (gesunde Ernährung, regelmäßige Bewegung) und entspannungstherapeutischen (Yoga, autogenes Training, Atemtherapie) Maßnahmen. Der Arzt oder Physiotherapeut nimmt dabei eher die Rolle des Beraters ein und wirkt mit einfühlsamen Gesprächen lenkend.

Ethnomedizin

Die Ethnomedizin beschäftigt sich mit Heil- und Behandlungsweisen, die außerhalb Europas entstanden sind. Es sollen die medizinischen Kenntnisse und Praktiken verschiedener Kulturen erfasst und das kulturelle Erbe der Volksmedizin bewahrt werden. Aufgrund unterschiedlicher Ideen, Denkweisen, Theorien und Erklärungsansätze können sich die unterschiedlichen Medizinsysteme gegenseitig bereichern und neue Behandlungsarten anregen.

Die verschiedenen Methoden können jedoch nicht uneingeschränkt übernommen werden, da meist die Kultur und der Glauben im fremden Medizinsystem verankert sind. Oft sind auch nur Bruchstücke bekannt, da keine Aufzeichnungen vorhanden sind. Die Methoden sind somit aus dem Zusammenhang gerissen. Es werden auch Pflanzen und Pflanzenteile verwendet, die nicht exakt bestimmt und gekennzeichnet sind und somit andere Inhaltsstoffe enthalten können. Auch kommt es nicht selten vor, dass Teile von Pflanzen und Tieren verwendet werden, die unter Artenschutz stehen. Die einzelnen Elemente anderer Medizinsysteme müssen folglich sorgfältig ausgewählt und überprüft werden.

Akupressur und Shiatsu

Die Akupressur (lateinisch acus = Nadel, premere = drücken) ist eine Druckmassage an den Akupunkturpunkten. Shiatsu (japanisch shi = Finger, atsu = Druck) ist eine Weiterentwicklung der Akupressur und beinhaltet neben der Druckmassage dehnende Griffe und Bewegungen. Das Ziel von Akupressur und Shiatsu ist, das physische, emotionale und geistige Wohlbefinden zu fördern.

Auf dem Pfad der Geschichte

Die Akupressur hat ihren Ursprung in der traditionellen chinesischen Medizin und wurde aus der Akupunktur entwickelt. Während zunächst stumpfe Nadeln für die Massage verwendet wurden, wurden später die Fingerkuppen verwendet, um Druck auszuüben. Aus der Akupressur wurde die „Akupunktmassage nach Penzel" entwickelt. Sie bezieht die Meridianbahnen und so genannten Störfelder mit ein. Zur Massage werden Stäbchen und Vibrationsgeräte verwendet. Shiatsu wurde während des chinesischen Mittelalters in Japan aus der Akupressur weiterentwickelt. Neben den Fingerkuppen werden auch die Daumen, Handballen, Ellenbogen und Knie zur Massage verwendet. Die Weiterentwicklung der beiden Techniken erfolgt hauptsächlich im Westen.

Was steckt dahinter?

Akupressur und Shiatsu beruhen auf der Vorstellung, dass im gesunden Körper die universelle Energie „Qi" entlang sogenannter Meridiane fließt. Äußere Einflüsse, sowie Stress, Schwäche und ein unmäßiger Lebensstil stören den Fluss und führen so zu Krankheiten.

Mittels Akupressur soll der Energiefluss angeregt und somit Krankheiten behandelt werden. Neben den Meridianen wird bei Shiatsu auch auf die Tsubos (Akupunkturpunkte) eingewirkt. Zusätzlich werden hier die Gelenke und Gliedmaßen gedehnt. Ziel ist es, den Energiehaushalt auszugleichen.

Dieser soll zu einer körperlich-seelische Harmonie und einem verfeinertem Körpergefühl führen, sowie die Selbstheilungskräfte anregen.

Die Akupunktmassage nach Penzel stützt sich daneben noch auf die Störfeldtheorie. Diese geht davon aus, dass Herde wie Narben, Verletzungen und krankhafte Veränderungen in entfernten Körperregionen Energieblockaden auslösen können. Durch Druck auf die Akupunkturpunkte und Meridiana sollen die Blockaden aufgelöst und ein ungehinderter Energiefluss wiederhergestellt werden. Der Energiehaushalt soll ausgeglichen werden, indem Gebiete mit Energieüberschüssen (Fülle-Zustände) solche mit Energiemangel (Leere-Zustände) auffüllen.

Das Vorhandensein von Meridianen und einer im Körper kreisenden Energie, sowie Leere- und Fülle-Zustände ist wissenschaftlich nicht bewiesen. So kann eine Beeinflussung der Körperfunktionen durch diese angezweifelt werden. Neuere Theorien gehen davon aus, dass die gesetzten Reize auf das sympathische Nervensystem wirken können. Die Druckmassagen und Dehnungen bewirken eine Entspannung der Muskeln, was zu einer allgemeinen Entspannung führen kann.

Wie wird die Behandlung durchgeführt?

Die Diagnose

Für die gezielte Behandlung erkrankter Bereiche ist eine genaue ärztliche Diagnose nötig.

Die Behandlung

Bei der Akupressur und der Akupunktmassage nach Penzel liegt der Patient entkleidet und entspannt auf einer weichen Matte. Der Behandler drückt und massiert bei der Akupressur in kreisenden Bewegungen die Areale um die Akupunkturpunkte. Dies geschieht mit den Fingerkuppen, gelegentlich aber auch mit den Fingernägeln und -knöcheln. Auch die Massage sogenannter Triggerpunkte (Schmerzpunkte) und das Streichen entlang der Meridiane ist Bestandteil der Behandlung. Ein kräftiger Druck soll beruhigen, sanfte Handgriffe sollen anregen und ein mittlerer Druck soll den Körper stärken.

Bei der Akupunktmassage nach Penzel wird zunächst mit einem Massagestäbchen die Meridiane entlang gestrichen. Anschließend werden mit einem Vibrationsgerät die Akupunkturpunkte und Narbenbereiche behandelt.

Bei Shiatsu findet die Behandlung im Sitzen, Liegen oder Knien statt. Der Patient bleibt dabei angekleidet, um ein eventuelles Absinken der Körpertemperatur bei zunehmender Entspannung zu vermeiden. Mit Einsatz des gesamten Körpers massiert der Behandler die Akupunkturpunkte und Meridiane, was unter Umständen schmerzhaft sein kann. Außerdem werden mit chiropraktischen Griffen und Drehungen die Gelenke und Gliedmaßen gedehnt.

Selbst behandeln

Der Patient soll selbst empfindliche Stellen und Akupunkturpunkte finden und behandeln können, nachdem er eine entsprechende Einweisung bekommen hat. Diese Selbstbehandlung kann etwa als Unterstützung zu einer Therapie mit Akupressur oder der Linderung von Kopfschmerzen angewendet werden.

Shiatsu kann bei schmerzhaft verspannten Muskelpartien zur Vorsorge angewendet werden. Diese werden mit ansteigendem und abschwellendem Druck massiert. Die Behandlung erfolgt meist in Kombination mit gymnastischen Übungen. Beide Methoden können auch als Partnermassage angewendet werden.

Welche Ausbildung haben die Behandler?

Die Akupressur wird meist von Heilpraktikern und Angehörigen medizinischer Assistenzberufe, wie Masseuren, medizinischen Bademeistern und Krankengymnasten, angeboten. Ihre Ausbildung ist nicht geregelt und kann in privaten ärztlichen oder nichtärztlichen Akupunkturgesellschaften, Gesellschaften für traditionelle chinesische Medizin oder Heilpraktikerschulen erfolgen. Medizinisches Wissen wird oft nicht vorausgesetzt.

Für die Ausbildung für Shiatsu wurden von der Gesellschaft für Shiatsu Standards festgelegt. Diese gelten für medizinische Berufe, es werden aber auch medizinische Laien ausgebildet. Die Methode wird aus rechtlichen Gründen nicht Behandlung sondern Körperarbeit genannt.

Akupressur und Shiatsu können auch in Einrichtungen der Erwachsenenbildung erlernt werden. Die Europäische Penzel-Akademie bietet Kurse für die Ausbildung für die Akupunktmassage nach Penzel an. Diese richten sich an Personen aus medizinischen Assistenzberufen, Hebammen und Heilpraktiker.

Wofür wird die Behandlung angewendet?

Die Akupressur kann als Selbstanwendung oder als Bestandteil von Massagen bei Befindlichkeitsstörungen wie Konzentrationsstörungen, Müdigkeit, Schlafstörungen, aber auch Kopfschmerzen, Rückenschmerzen, Übelkeit und Unruhe angewendet werden.

Shiatsu kann zur Vorsorge und unterstützend bei der Behandlung von chronischen Krankheiten eingesetzt werden. Auch bei Verspannungen, bei eingeschränkter Beweglichkeit und zur Entspannung bei der Geburt und seelischen Krisen wird es angewendet. Als Selbstbehandlung kann es zur allgemeinen Entspannung verwendet werden.

Die Akupunktmassage nach Penzel findet Anwendung bei Stress, funktionellen Störungen, chronischen Gelenkschmerzen, Durchblutungsstörungen und zur Entspannung. Sie wird auch zu Schwangerschafts- und Geburtsbegleitung angeboten.

Wann darf die Behandlung nicht eingesetzt werden?

Die Methoden dürfen nicht an erkrankten oder entzündeten Hautstellen durchgeführt werden.

Die Akupunktmassage nach Penzel sollte nicht bei Erkrankungen mit Operationsrisiken, sowie akuten Infektions- und Geschlechtskrankheiten angewendet werden.

Shiatsu sollte nicht bei Risikoschwangerschaften und akuten Erkrankungen eingesetzt werden.

Während der Schwangerschaft sollte nicht an Akupunkturpunkten gearbeitet werden, die den Unterleib beeinflussen. Auch darf kein Druck auf diesen Ausgeübt werden.

Welche Nebenwirkungen können auftreten?

Bei der Anwendung von Akupressur, Shiatsu oder der Akupunktmassage nach Penzel können Teilbeschwerden gelindert werden. Ernsthafte Erkrankungen können dadurch unentdeckt bleiben.

In Folge der Entspannung bei der Anwendung der Methoden kann Müdigkeit auftreten. Solange diese anhält, sollte kein Fahrzeug gelenkt, keine Maschinen bedient und keine Arbeiten ohne sicheren Halt durchgeführt werden.

Ist die Methode wirksam?

Akupressur und Shiatsu werden im Bereich der Akupunkturpunkte angewendet und können somit positiv auf die Beschwerden wirken, die auch auf Akupunktur ansprechen. Zu ihnen gehören Fibromyalgie, Kniegelenkarthrose, Kopf-, Nacken- und Rückenschmerzen, chronische Schmerzen, Übelkeit und Zahnschmerzen. Es gibt jedoch kaum Studien, die eine eindeutige Aussage zulassen. Beide Verfahren besitzen nur geringe Risiken und führen kaum zu Nebenwirkungen. Ihre Nutzen-Risiko-Abwägung fällt eher negativ aus. Sie sind für die genannten Beschwerden und Krankheiten nur „wenig geeignet".

Die Akupunktmassage nach Penzel kann bei chronischen Rückenschmerzen wirksam sein. Eindeutige Studien fehlen jedoch auch hier. Auch hier sind die Risiken eher gering. Aufgrund der fehlenden Nachweise fällt die Risiko-Nutzen-Abwägung jedoch negativ aus. Die Methode ist bei chronischen Rückenschmerzen „wenig geeignet".

Akupunktur

Die Akupunktur (lateinisch acus = Nadel, punctio = das Stechen; chinesisch zhen bian) ist ein Teilgebiet der traditionellen chinesischen Medizin, bei dem Nadeln in die Akupunkturpunkte entlang der Meridiane gestochen werden. Eine Variante der Akupunktur ist die Moxibustion, bei der die Punkte erwärmt werden. Weitere Abwandlungen sind die Laserakupunktur, Elektroakupunktur, Homöosiniatrie (das Einspritzen von Homöopathika) und die Ohrakupunktur.

Auf dem Pfad der Geschichte

In China kann die Akupunktur bis in die Steinzeit zurückverfolgt werden. Die ältesten Funde von Steinnadeln stammen aus der Zeit von 3000 v. Chr. Erstmals schriftlich erwähnt wurde sie im 2. Jh. v. Chr. Eine genaue Beschreibung der Akupunktur mit verschiedenen Nadeln, der Stichtechniken und den Indikationen für die Anwendung bestimmter Punkte erfolgte im 1. Jh. v. Chr. Bis zu ihrem Verbot Ende des 19. Jh. wurde die Akupunktur in China bei zahlreichen Krankheiten eingesetzt. Sie ist jedoch auch weiterhin ein wichtiger Bestandteil des chinesischen Gesundheitssystems.

Die Akupunktur hat sich außerhalb Chinas in weiten Teilen Asiens verbreitet, wo sie neben der westlichen Medizin angewendet wird. In diesen Ländern haben sich verschiedene Schulen herausgebildet. 2005 haben Experten aus Japan, China und Südkorea gemeinsam mit der Weltgesundheitsorganisation (WHO) damit begonnen, eine einheitliche Beschreibung der Akupunkturpunkte zu erstellen.

Die Verbreitung der Akupunktur in Europa erfolgte ab dem 17. Jh. Sie spielte jedoch nur eine untergeordnete Rolle und geriet schnell wieder in Vergessenheit. Erst ab den 1970er Jahren drang sie stärker in den Westen vor und erlangte eine größere Bekanntheit. Die Weiterentwicklung der Akupunktur erfolgt maßgeblich in Europa. Eine Neuentwicklung ist die Ohrakupunktur (Aurikulotherapie), die 1956 von Paul F.M. Nogier vorgestellt wurde.

Was steckt dahinter?

Die Akupunktur beruht auf der Vorstellung, dass die Gesundheit auf dem Wechselspiel von Yin und Yang beruht. Dieses bringen Qi, die „universelle Energie" hervor. Qi fließt an der Körperoberfläche vom Scheitel bis zu den Fußsohlen in 12 paarigen Bahnen, den Meridianen, auf denen sich die etwa 400 Akupunkturpunkte befinden. Ist das Wechselspiel von Yin und Yang gestört, ist auch der Fluss von Qi gestört. Es kommt zu einer Unausgewogenheit in den Organsystemen (Qi-Stau und Qi-Leere) und Krankheiten können entstehen. Mittels Akupunktur soll der Energiefluss normalisiert werden und der Körper angeregt werden, Krankheiten zu überwinden.

Die verschiedenen Schulen der Akupunktur, die sich herausgebildet haben, unterscheiden sich zum Teil in der Anzahl und Lage der Meridiane und der Akupunkturpunkte. Auch die Stichtiefe, die Anzahl der Nadeln, die Organbeziehungen und die Punktkombinationen können stark variieren.

Auf dem Konzept der Nadelakupunktur beruhen auch die Moxibustion, Elektroakupunktur und Laserakupunktur. Bei der Moxibustion erfolgt die Reizung der Akupunkturpunkte mit Wärme, bei der Elektroakupunktur mit Schwachstrom und bei der Laserakupunktur mit Softlasern.

Die Ohrakupunktur geht hingegen davon aus, dass das Schema des menschlichen Körpers auf der Ohrmuschel abgebildet ist. Dabei sind einzelne Körperpartien bestimmten Punkten (insgesamt 108) auf der Ohrmuschel zugeordnet. Andere Varianten, die sich von der Ohrakupunktur ableiten, sind Kopf-, Nasen-, Hals-, Mund- und Odonte Akupunktur (an Kieferabschnitten), sowie die Vaginalakupunktur. Ihnen ist gemein, dass der ganze Körper auf einem bestimmten Körperteil abgebildet ist und dessen Behandlung auf den ganzen Körper wirkt („pars pro toto").

Für Qi und die Meridiane gibt es keine wissenschaftlichen Nachweise. Es wird vermutet, dass die Akupunkturpunkte auf verdickten Muskelfasern, den Triggerpunkten, oder Durchtrittsstellen von Nerven-, Gefäß- und Muskelenden in die Haut liegen. Für einige Akupunkturpunkte konnte dies nachgewiesen werden. Die Reizung dieser Punkte soll zu einer Veränderung der Signale kommen, die die Schmerzen an das Gehirn weiterleiten. Einen anderen elektrischen Widerstand als andere Körperstellen besitzen Akupunkturpunkte jedoch nicht.

Eine andere Theorie beruht auf der Gate-Control-Theory. Diese geht davon aus, dass durch die Nadelreize die Übertragung der Schmerzimpulse vom Rückenmark zum Gehirn gehemmt wird. Es wird zudem Serotonin ausgeschüttet und somit die Signalweiterleitung vom Mittelhirn zurück zum Rückenmark gehemmt. Außerdem wirkt der Nadelreiz auf das Regulationszentrum des zentralen Nervensystems (Hypothalamus), was zu der Ausschüttung körpereigener Endorphine führt, die den Schmerz lindern. Die Theorie ist auch für andere Stellen auf der Haut belegt.

Der bei der Elektroakupunktur über die Nadeln abgegebene Strom wirkt nicht nur auf die Akupunkturpunkte, sondern auch auf das umliegende Gewebe und ist somit eine flächige Schwachstrombehandlung. Das Softlaserlicht der Laserakupunktur besitzt keine andere Wirkung als normales Tageslicht, da es nicht in die Haut eindringt. Es findet folglich keine Reizung der Akupunkturpunkte statt. Die bei der Moxibustion verwendete Wärme besitzt eine bessere Eindringtiefe in die Haut, wodurch eine Reizung der Akupunkturpunkte möglich ist.

Das Konzept der Ohrakupunktur und seiner Varianten beruht auf keiner wissenschaftlichen Grundlage. Eine reflektorische Wirkung von einem bestimmten Körperteil auf den gesamten Körper ist nicht möglich.

Wie wird die Behandlung durchgeführt?

Diagnose

Findet die Akupunktur im Rahmen einer ärztlichen Behandlung statt, wird zunächst eine konventionelle Diagnose gestellt.

Nach den Richtlinien der traditionellen chinesischen Medizin wird eine Diagnose nach einer Befragung nach Krankengeschichte, Persönlichkeit, Symptome, Wetterfaktoren und anderen Ursachen gestellt. Außerdem werden Haut und Zunge betrachtet, der Puls gefühlt, der Bauch untersucht und nach Verspannungen getastet.

Behandlung

Der Patient liegt oder sitzt in stabiler, entspannter Position, während Akupunkturpunkte direkt am erkrankten Areal, aber auch weit entfernte Punkte behandelt werden. In China werden dafür flexible Stahlnadeln, die sterilisiert und mehrmals verwendet werden, eingesetzt, während in den westlichen Ländern Einmalnadeln verwendet werden. Sie können 0,4 – 2 mm dick und 1 – 8 cm lang sein.

Es werden meist 4 – 10 Nadeln 3 – 80 mm tief in die Haut gestochen und zur Stimulation leicht gedreht, geklopft oder mit kleinen Kegeln aus Beifuß erhitzt. Die Nadeln verbleiben etwa 10 – 30 Minuten an der Einstichstelle. Während dieser Zeit ruht der Patient. Je nach Erkrankung wird die Behandlung unterschiedlich oft wiederholt. Die Punktauswahl und die Stichtechnik können im Verlauf der Behandlung verändert werden. Setzt nach dem 3., spätestens nach dem 5. Mal keine spürbare Wirkung ein, sollte die Behandlung abgebrochen werden.

In manchen Fällen werden auch kurze, reißzweckenartige Dauernadeln eingesetzt, die mehrere Tage an der Einstichstelle verbleiben. Auch das Einspritzen von Arzneimitteln, Pflanzenmitteln oder Homöopathika in die Akupunkturpunkte mittels Injektionsnadel ist möglich.

Bei der Elektroakupunktur werden Elektroden an den Akupunkturnadeln befestigt und Schwachstrom hindurch geleitet. Es werden aber auch Akupunkturgeräte verwendet, die selbsttätig anhand des Hautwiderstandes die richtigen Akupunkturpunkte finden und mit elektrischen Impulsen reizen sollen.

Bei der Laserakupunktur werden die Nadeln durch Laserlicht ersetzt. Dafür werden Lasergeräte verwendet, die gebündeltes Licht abgeben. Dessen Leistung ist sehr gering und es wird somit kein Gewebe verletzt. Der Laserstrahl wird für einige Minuten über den entsprechenden Akupunkturpunk gehalten.

Statt der Nadeln werden bei der Moxibustion kleine Kegel oder Zigarren aus Beifußkraut verwendet. Die Moxa-Zigarren werden angezündet und mit dem glühenden Ende so lange an den Akupunkturpunkt gehalten, bis der

Patient ein deutliches Hitzegefühl verspürt. Das wird so lange wiederholt bis die Stelle gerötet ist. Eine andere Variante ist die Verwendung von Moxa-Kegeln. Diese werden angezündet und mit einer Ingwerscheibe auf den Akupunkturpunkt gesetzt. Entsteht ein deutliches Hitzegefühl wird der Kegel zum nächsten Punkt weiter geschoben. Die Behandlung wird so lange wiederholt, bis alle Hautstellen gerötet sind.

Bei der Ohrakupunktur werden Geräte verwendet, die den Hautwiderstand messen und die Akupunkturpunkte finden. In diese werden die Nadeln (3 – 4 Stück) eingestochen, sie können aber auch mit Druckkügelchen oder Glasstäbchen massiert werden. Es können jedoch auch einzelne Nadeln oder Dauernadeln verwendet werden, die mit einem Pflaster fixiert werden und über mehrere Tage an der Einstichstelle verbleiben.

Selbstbehandlung

Für die Selbstbehandlung ist die Akupunktur nicht geeignet. Es gibt jedoch Geräte, die selbsttätig die Akupunkturpunkte finden und diese mit Schwachstrom oder Laserstrahl behandeln sollen.

Die Moxibustion wird zur täglichen Selbstbehandlung empfohlen. Der Akupunkteur zeichnet dafür die zu entsprechenden Hautstellen an, die dann mit glühendem Beifuß behandelt werden.

Welche Ausbildung haben die Behandler?

Die Ausbildung zum Akupunkteur ist nicht geregelt und somit von unterschiedlicher Qualität. Mehrere Gesellschaften für Akupunktur und traditionelle chinesische Medizin bieten Ausbildungskurse an. Während manche Institute nur Ärzte ausbilden, unterweisen Andere auch Heilpraktiker, Interessenten anderer Heilberufe und Laien. In einigen Universitäten wird eine fundierte, kritische Ausbildung angeboten.

Wofür wird die Behandlung angewendet?

Die Akupunktur kann bei Schmerzen aller Art, insbesondere jedoch Rheuma, Arthrosen, Kopfschmerzen, Migräne, Rückenschmerzen und Neuralgien angewendet werden. Bei Stressbeschwerden, Müdigkeit, vegetativen Störungen, funktionellen Störungen der Atmung und der Verdauung, Allergien, Lähmungen, zur Raucherentwöhnung und bei Suchterkrankungen wird sie ebenfalls eingesetzt. Sie wird außerdem zur Vorbeugung von Krankheiten und Gesunderhaltung angeboten und soll die Fruchtbarkeit erhöhen und die Geburt erleichtern.

Die Moxibustion soll bei der Kältekrankheit, Erschöpfungszuständen, depressiver Stimmung und chronischen Erkrankungen der Atemwege helfen.

Weitere Anwendungsgebiete stützen sich auf eine Liste der WHO, die 40 Krankheiten umfasst. Diese Liste ist jedoch lediglich eine Sammlung der Anwendungsgebiete, die auf ihren sicheren Einsatz überprüft werden müssen.

Wann darf die Behandlung nicht eingesetzt werden?

Die Akupunktur darf nicht bei Erkrankungen der Haut (Ekzem, Nesselsucht, Dermatitis) im Bereich der Akupunkturpunkte, bestimmten Nervenkrankheiten, Sensibilitätsstörungen der Haut und schweren psychischen Störungen (Schizophrenie, Manie) angewendet werden.

Auch bei Epileptikern, schweren ansteckenden Krankheiten (Tuberkulose), bestimmten Tumorarten und einem schlechten Allgemeinzustand ist von der Akupunktur abzuraten. In Bereichen akuter Entzündungen, Knochenbrüchen, frischer Verletzungen und akuter Ischialgie darf sie nicht eingesetzt werden. Bei Blutgerinnungsstörungen oder der Einnahme gerinnungshemmender Medikamente, sowie dem Risiko einer Bakteriämie (Blutvergiftung) darf die Akupunktur ebenfalls nicht angewendet werden.

Befindet sich Salbe, Creme, Tönung oder Make-up auf der Haut, sollte die Akupunktur nicht angewendet werden, oder die Haut vor der Anwendung gereinigt werden. Bei Säuglingen und Kleinkindern sollte keine Nadelakupunktur eingesetzt werden.

Die Elektroakupunktur darf nicht bei Epileptikern, Herzschrittmachern, Herzrhythmusstörungen, Schockzuständen und Fieber angewendet werden.

Wegen erhöhter Verbrennungsgefahr darf die Moxibustion nicht im Gesicht, am Kopf und in der Nähe von Schleimhäuten eingesetzt werden. Bei Fieber, akuten Infektionen und Entzündungen, hohem Blutdruck, Blutungen, überhöhter Nervosität und Schlaflosigkeit ist von einer Anwendung abzuraten.

Während dem ersten Drittel der Schwangerschaft sollte keine Nadelakupunktur angewendet werden. Elektroakupunktur und Moxibustion sollten nicht während der gesamten Schwangerschaft eingesetzt werden.

Welche Nebenwirkungen können auftreten?

Bei traditioneller Anwendung der Akupunktur besteht die Gefahr, dass eine medizinische Diagnose und eine notwendige konventionelle Behandlung versäumt werden.

Werden die Nadeln mehrfach verwendet, können Krankheitserreger wie Hepatitis C und B, sowie das HI-Virus übertragen werden. Vergesse Nadeln können zu Verletzungen führen. Bei unsachgemäßer Anwendung können die Nadeln abbrechen und zu Verschiedenen Verletzungen führen, wie Stiche in das Herz oder den Herzbeutel, Verletzungen von Harnblase, Augen, Rückenmark, Nervenleitungen, Gefäßen, Gebärmutter bei Schwangeren und der Lunge. Letztere können ernsthafte Komplikationen und sogar den Tod zur Folge haben.

Um die Einstichstelle können sich Hämatome bilden, es können Blutungen, ein Taubheitsgefühl und Nadelschmerzen auftreten. Bei Dauernadeln können vermehrt Entzündungen auftreten. Werden längerer Verweildauer silberner Akupunkturnadeln kann es zu einer Verfärbung der Haut kommen.

Während der Behandlung kann bei kreislaufschwachen und psychisch labilen Menschen ein Kollaps oder eine Ohnmacht eintreten. Bei der Elektroakupunktur können Kreislaufkomplikationen, Blutdruckabfall, Ohnmacht und Herzrhythmusstörungen auftreten.

Die Akupunktur kann Müdigkeit verursachen. Nach der Behandlung sollten daher keine Fahrzeuge gelenkt, keine Maschinen bedient und keine Arbeiten ohne sicheren Halt durchgeführt werden.

Ist die Methode wirksam?

Bei Fibromyalgie, Kniegelenkarthrose, Rückenschmerzen und Tennisellbogen ist die Wirksamkeit der Akupunktur wissenschaftlich belegt. Auch bei endoskopischen Eingriffen, Erbrechen nach Operationen oder Chemotherapie, Schwangerschaftserbrechen, Übelkeit und Zahnschmerzen ist sie wirksam. Da die Risiken bei sachgemäßer Anwendung gering sind, fällt die Nutzen-Risiko-Abwägung positiv aus. Die Akupunktur ist für diese Krankheiten „geeignet".

Bei chronischen Schmerzen, Kopfschmerzen und Nackenschmerzen sind positive Hinweise auf eine Wirksamkeit vorhanden, aussagekräftige Nachweise fehlen jedoch. Die Akupunktur ist daher für diese Erkrankungen „wenig geeignet".

Für Asthma, Depression, Drogenabhängigkeit, Dysmenorrhö, entzündlichen rheumatischen Erkrankungen, Erbrechen bei Kindern, Fazialislähmung, Geburtsschmerzen, Gesichtsschmerzen, Kiefergelenkdysfunktion, Krebsschmerzen, Lähmungserscheinungen nach einem Schlaganfall, Raucherentwöhnung, Schlaflosigkeit, Tinnitus und Übergewicht ist eine Wirksamkeit nicht nachgewiesen. Die Akupunktur ist für diese Anwendungen „nicht geeignet".

Anthroposophische Medizin

Die anthroposophische Medizin versteht sich nicht als Gegensatz zur naturwissenschaftlichen Medizin, sondern erweitert diese um Erkenntnisse der anthroposophischen Geisteswissenschaft.

Auf dem Pfad der Geschichte

Die Anthroposophie wurde von Rudolf Steiner (1961 – 1925) begründet. Dieser studierte Naturwissenschaften und Philosophie und beschäftigte sich intensiv mit den naturwissenschaftlichen Werken Goethes, die seine Weltansicht veränderten. Er schloss sich um die Jahrhundertwende der „theosophischen Gesellschaft" an und beschäftigte sich mit der östlichen Mysterienreligion. 1912 gründete er schließlich die anthroposophische Gesellschaft.

Während des 1. Weltkrieges kam Steiner mit medizinischen Fragen in Kontakt. Zusammen mit der holländischen Ärztin Ita Wegman (1876 – 1943) begründete er die anthroposophische Medizin. Die Grundgedanken der neuen Heilmethode wurden von Steiner entwickelt und in Schriften und Vorträgen verbreitet. Steiner entwickelte außerdem die Pädagogik der Waldorfschulen, sowie die biologisch-dynamische Landwirtschaft.

Was steckt dahinter?

Steiner verstand die anthroposophische Medizin als Erweiterung der konventionellen Medizin in Richtung anderer Geistebenen. In seiner Vorstellung von Gesundheit und Krankheit sind Elemente des traditionellen Gedankenguts vieler Länder verankert.

Der Grundgedanke der anthroposophischen Medizin ist, dass jeder Mensch von 4 Wesensgliedern (physischer Leib, Ätherleib, Astralleib, Ich-Organisation) geprägt ist, mit denen alle Gesetzmäßigkeiten und Zusammenhänge des Lebens beschrieben werden. Der physische Leib ist der sichtbare Körper des Menschen, der den physikalischen Gesetzen gehorcht und von der konventionellen Medizin erforscht werden kann. Die anderen 3 Wesensglieder sind unsichtbar und nur durch eine besondere geschulte Wahrnehmung erkennbar. Der Ätherleib oder Lebensorganisation ist die Summe der Lebenskräfte, die den Körper beleben. Als Astralleib oder seelische Empfindungsorganisation wird die Grundlage der Empfindungen beschrieben. Er kommt nur bei empfindenden und beseelten Organismen, also Menschen und Tieren vor. Die Ich-Organisation, bzw. das Ich, ist das Zentrum der Persönlichkeit und das Bewusstsein von sich selbst.

Aus dem Zusammenwirken der Wesensglieder entstehen 3 Organsystem: Das Nerven-Sinnes-System mit dem Zentrum im Schädel, das rhythmische System, das sein Zentrum im Brustraum hat, und das Stoffwechsel-Gliedmaßen-System mit einem Zentrum im Bauchraum und in den Gliedmaßen. Diesen sind entsprechend der anthroposophischen Dreigliederungsidee 3 Seelentätigkeiten zugeordnet: Dem Nerven-Sinnes-System ist das Denken, dem rhythmischen System das Fühlen und dem Stoffwechsel-Gliedmaßen-System das Wollen zugeordnet.

In der Vorstellung der anthroposophischen Medizin sind alle Krankheiten Äußerungen der Seele und des Geistes. Krankheiten treten dann auf, wenn die Wechselwirkungen der Wesensglieder in irgendeiner Weise gestört sind. Je nachdem welches Wesensglied dominiert, sind ihm Krankheitstypen zugeordnet: skleroseartige – physischer Leib, geschwulstartige – Ätherleib, entzündungsartige – Astralleib, lähmungsbedingte – Ich-Organisation.

Die anthroposophische Medizin sieht eine Krankheit als Möglichkeit für Körper, Geist und Seele, durch das Überwinden dieser zu lernen und neue Kräfte und Fähigkeiten zu erlangen. Dementsprechend ist es wichtig, dass der Körper den Prozess um gesund zu werden langsam vollzieht. Medizinisch tätig werden bedeutet in dem Sinn, den Organismus dabei zu unterstützen das Ungleichgewicht auszubalancieren. Medikamente aus natürlichen Substanzen sollen diesen Lernprozess unterstützen, indem sie die Wesensglieder in ihrer Aufgabe entlasten und diese wieder wahrnehmen können. Dies wird oft mit ihrer „Dynamik" erklärt. Die Arzneimittel sind dabei bestimmten Wesensgliedern zugeordnet: pflanzliche Mittel – Astralleib, tierische Mittel – Ätherleib, Mineralien und Metalle – Ich-Organisation. Daneben gehören auch künstlerische Verfahren zu Behandlung: Heileurythmie, Musiktherapie, therapeutische Sprachgestaltung, Maltherapie, therapeutisches Plastizieren, sowie rhythmische Bewegungsbäder und Gesprächstherapie.

Die Kinderheilkunde hat sich als gesonderter Zweig in der anthroposophischen Medizin herausgebildet. Typische Kinderkrankheiten werden in eine enge Beziehung mit Krankheiten alter Menschen gestellt. Nach anthroposophischer Vorstellung ist es notwendig, dass ein Kind bestimmte Krankheiten durchsteht, da sonst die Neigung, die entsprechende Alterskrankheit zu bekommen, verstärkt wird. So werden auch empfohlene Schutzimpfungen gänzlich abgelehnt oder nur einige bestimmte (z.B. Tetanus, Diphtherie) durchgeführt.

Die Anthroposophie bildet ein geschlossenes System, dessen Denkweisen, Begrifflichkeiten und Ausdrucksweisen für Außenstehende schwer verständlich sind. Sie ist eng verbunden mit dem Glauben an übersinnliche Kräfte, kosmisch-irdischen Rhythmen und geistigen Wirkprinzipien verbunden. Solche Vorstellungen liegen außerhalb des naturwissenschaftlichen Denkens.

Die gegenseitige Beeinflussung vom körperlichen, geistigen und seelischen Befinden ist auch in der konventionellen Medizin anerkannt. Ebenso die tagesrhythmischen Schwankungen körperlicher Prozesse und die Berücksichtigung des lebensgeschichtlichen Werdegangs eines Patienten bei der Behandlung gehören zum etablierten medizinischen Wissen. Die Art und Weise, wie die anthroposophische Medizin die Zusammenhänge herstellt, beruhen jedoch auf dem medizinischen Wissen um 1900.

Die Zuordnung der Präparate zu den Krankheiten, aber auch ihre dynamische Wirkung, die unabhängig von der eingesetzten Substanz ist, beruht auf keinen wissenschaftlichen Erkenntnissen. Oft werden die Ausgangssubstanzen bei der Herstellung der Präparate sehr großer Hitze ausgesetzt, die deren organische Einheit zerstört. Welche Inhaltsstoffe schließlich in den Präparaten enthalten sind und wie sie wirken ist nicht bekannt.

Wie wird die Behandlung durchgeführt?

Diagnose

Üblicherweise wird die Diagnose mit Methoden der konventionellen Medizin gestellt. Zusätzlich können jedoch auch so genannte bildschaffende Methoden eingesetzt werden, die Frühstadien von Erkrankungen erkennen sollen. Außerdem sollen damit die Ausgangssubstanzen eines Arzneimittels auf ihre Eignung getestet werden. Zu diesen Methoden gehören:

- das kapillar-dynamische Steigbild: Dabei wird die zu testende, verdünnte Flüssigkeit von einem Filterpapier aufgesaugt. Das an der Verlaufszone gebildete Muster wird interpretiert.

- die Kupferchlorid-Kristallisation: Die Testflüssigkeit wird mit Kupferchlorid-Lösung versetzt und gewartet, bis die Mischung auskristallisiert ist. Die Anordnung der Kristalle soll Auskunft über den Kräftezustand der Organe geben.

- die Tropfbild-Methode: In eine dünne Schicht der zu untersuchenden Flüssigkeit wird destilliertes Wasser regelmäßig hineingetropft. Diese bewegt sich und die dabei entstehenden Strömungsbilder werden interpretiert.

Behandlung

Neben der Diagnose werden auch die Befindlichkeiten, wie Lebens- und Leidensgeschichte, Charakter, soziale und kulturelle Umgebung, für die Auswahl der passenden Behandlung herangezogen. Da sie verschiedene Ebene ansprechen sollen, werden sowohl Medikamente, die das Gleichgewicht des Körpers wiederherstellen sollen, aber auch künstlerische Methoden, die die Seele aktivieren sollen, eingesetzt. Intensive Gespräche sollen der Gesundung des Geistes dienen. Unterstützt wird die Therapie von einer Kost aus überwiegend pflanzlichen Lebensmitteln.

Die Ausgangsstoffe der Arzneimittel sind Pflanzen, Tiere, Salze, Metalle und deren Verbindungen, die auf spezielle Art verarbeitet werden. Nur so werden sie zu Medikamenten im anthroposophischen Sinn und vermehren ihre Dynamik. Metalle können in ihrer Reinform, aber auch in „vegetabilisierter" Form eingesetzt werden. Dazu wird der Boden von wesensmäßig passenden Pflanzen mit dem Metallsalz gedüngt. Werden die Pflanzen nicht zu Arzneimitteln verarbeitet, wird ihr Kompost für die nächste Generation als Dünger verwendet. Der Prozess dauert 3 Jahre, bis die Pflanzen ganz vom Metall durchdrungen sein sollen.

Welche Ausbildung haben die Behandler?

Die anthroposophische Medizin darf nur von Ärzten angewandt werden, die sich neben der Medizin mit den anthroposophischen Lehren beschäftigen. Wie dies geschehen soll, ist nicht geregelt. So kann sich der Arzt selbständig oder mit Hilfe eines Mentors mit den Grundschriften der anthroposophischen Geisteswissenschaft und deren Anwendung in der Diagnostik und Therapie beschäftigen. Er kann jedoch auch eine von der anthroposophischen Gesellschaft anerkannte Ausbildungsstätte oder berufsbegleitende Veranstaltungen besuchen.

Anthroposophische Medikamente werden auch von Heilpraktikern verordnet oder zur Selbstmedikation von Menschen verwendet, die sich nicht mit der anthroposophischen Lehre beschäftigen.

Wofür wird die Behandlung angewendet?

Die anthroposophische Medizin findet bei allen akuten und chronischen Krankheiten Anwendung, bei denen noch die Selbstheilungskräfte aktiviert werden können. Dazu gehören auch schwere Krankheiten, wie Infektionen, Blutungen psychische Erkrankungen und Krebs.

Wann darf die Behandlung nicht eingesetzt werden?

Die bildgebenden Diagnoseverfahren sind nicht anerkannt und können eine konventionelle Diagnose nicht ersetzen.

Anthroposophische Arzneimittel können Alkohol enthalten und sollten nicht von Personen mit Alkoholproblemen, Leberkranken, Menschen mit Anfallleiden, Kindern unter 14 Jahren und während der Schwangerschaft oder Stillzeit eingenommen werden. Der enthaltene Alkohol kann außerdem die Wirkung anderer Arzneimittel, wie Schlaf- und Beruhigungsmittel, Psychopharmaka und starke Schmerzmittel, verstärken.

Welche Nebenwirkungen können auftreten?

Die in der anthroposophischen Medizin vertretene Meinung, dass Krankheiten durchgestanden werden müssen, kann dazu führen, dass eine notwendige Behandlung versäumt wird oder verspätet angewendet wird.

Anthroposophische Medikamente können Schwermetalle wie Blei oder Quecksilber enthalten. Werden sie über einen längeren Zeitraum oder in höherer Dosierung eingenommen, können Vergiftungserscheinungen auftreten.

Werden wichtige Schutzimpfungen bei Kindern versäumt, können sie lebensbedrohlichen Krankheiten ausgesetzt sein.

Die von Anthroposophen empfohlene Säuglingsmilch entspricht nicht den EU-Richtlinien für Säuglingsmilch und ist keine optimale Ernährung für Säuglinge.

Ist die Methode wirksam?

Die Wirksamkeit der anthroposophischen Medizin ist wissenschaftlich nicht nachgewiesen. Ihre Risiken sind bei vorschriftsmäßiger Anwendung eher gering. Zur Behandlung von Krankheiten ist die anthroposophische Medizin „nicht geeignet".

Autogenes Training

Das autogene Training ist eine Entspannungstechnik, die auf Autosuggestion beruht. Über die Entspannung der Muskeln sollen psychische Verspannungen gelöst und körperliche Beschwerden gelindert werden. Der Begriff autogen setzt sich aus den griechischen Wörtern autos = selbst und genos = erzeugen zusammen.

Auf dem Pfad der Geschichte

Die Grundlagen des autogenen Trainings wurden von dem Hirnforscher Oskar Vogt (1870 – 1959) entdeckt. Dieser behandelte Patienten mit Hypnose und stellte fest, dass sie sich nach einiger Zeit auch selbst in den hypnotischen Zustand versetzen konnten.

Auf diese Erfahrungen stützte sich der Psychotherapeut Johannes Heinrich Schultz (1884 – 1970) und begann um 1915 mit der Erforschung von Selbsthypnose und deren Auswirkungen. Dabei stand die Entwicklung einer Methode im Vordergrund, die den Patienten vom Hypnotiseur unabhängig sollte und ihm selbst die Verantwortung über die Behandlung geben sollte.

Erfahrungen mit der Selbsthypnose konnte Schultz während des 1. Weltkrieges in einem Lazarett sammeln. Die dort behandelten Kriegsversehrten konnten mit dieser Methode ihre schweren Ängsten und psychischen Störungen besser verarbeiten. Weitere Untersuchungen führte er in den folgenden Jahren an interessierten Ärzten und Patienten durch. Seine Ergebnisse stellte er 1932 in der Publikation „Das autogene Training" der Öffentlichkeit vor.

Aufgrund neuer Erkenntnisse wurden die ursprünglichen Methoden erweitert. An dieser Weiterentwicklung waren mehrere Therapeuten beteiligt. Heute ist das autogene Training das bekannteste und am häufigsten eingesetzte Verfahren zur Entspannung.

Was steckt dahinter?

Das autogene Training beruht auf der Annahme, dass die Funktionen des parasympathischen Nervensystems durch Entspannungs- und Medikationszustände verstärkt und willentlich gesteuert werden können. Während des Trainings findet eine passive Konzentration und das Ausblenden äußerer Reize statt, was zu einem tiefen Entspannungszustand führt, der durch die Konzentration auf bestimmte Vorstellungen und Gedanken noch verstärkt werden kann. Durch diesen hypnoseähnlichen Zustand können Ängste und andere negative Gefühle gemildert und abgebaut werden.

Aufgebaut ist das autogene Training aus einem zweistufigen System mit Ober- und Unterstufe. Die Unterstufe hat zum Ziel, sicher jederzeit selbst in den Zustand der Entspannung versetzen zu können. Durch formelhafte Leitsätze soll in der Oberstufe die psychische Einstellung verändert werden und auf diese Weise eine umfassende Psychotherapie unterstützen.

Verschiedene Vorstellungen der Psychologie und der Psychotherapie werden zur Erklärung herangezogen. So ging Schultz beispielsweise von einer Dämpfung der Affekte (Gefühle) aus. Die Psychoanalyse hingegen erklärt die Wirkung als Rückbildung (Regression) entsprechend ihrer Krankheitstheorie. In der Verhaltenstherapie wird von einer Konditionierung ausgegangen, die die Wirkung dadurch erklärt, dass sich Änderungen festigen, indem sie als positiv erlebt werden.

Da bei dem autogenen Training psychotherapeutische Aspekte der Autosuggestion mit den Effekten der Tiefenentspannung verbunden werden, ist dessen Konzept wissenschaftlich plausibel. Heftige Empfindungen und Gefühle führen zu starken Erregungszuständen einzelner Organe und Muskelverspannungen. Diese können über den Körper, etwa Massagen, aber auch die Psyche, durch Vorstellungskraft, beeinflusst werden.

Werden die Übungen regelmäßig wiederholt, wird ein Rückkopplungsmechanismus geschaffen. Dieser ermöglicht eine bessere Kontrolle über unwillkürliche Prozesse. Parallel dazu finden körperliche Veränderungen statt.

Wie wird die Behandlung durchgeführt?

Diagnose

Bevor die Technik des autogenen Trainings erlernt werden kann, sollte eine medizinische Diagnose vorliegen.

Erlernen der Technik

Das autogene Training wird meist in Gruppen von 6 – 12 Teilnehmern, selten in Einzelsitzungen, unter Anleitung eines Psychologen, Arztes oder Fachkundigen durchgeführt. Die Übungen finden in einem ruhigen Raum statt, um Störungen von Außen zu vermeiden. Der Trainingserfolg kann mit kurzen Aufzeichnungen über die Fortschritte gefestigt werden.

Während des Trainings nimmt der Übende eine entspannte Haltung ein. Häufig ist dies die sogenannte Droschkenkutscherhaltung, bei der der Kopf gesenkt und nach vorn gebeugt ist, die Füße fest auf dem Boden stehen und die Hände entspannt auf den Oberschenkeln ruhen. Anfangs können die Übungen jedoch auch im Liegen durchgeführt werden. Die Augen sind während des Trainings geschlossen.

Unterstufe

Die Unterstufe umfasst 6 Übungen (Schwereübung, Wärmeübung, Atemübung, Herzübung, Sonnengeflechtsübung und Kopfübung). Sie werden nacheinander eingeübt, bis sie in einem Ablauf beherrscht werden. Der Trainer gibt dazu Beispiele für formelhafte Sätze, die jedoch individuell abgewandelt werden können (z.B. „Arme und Beine sind ganz schwer" oder „Die Schwere fließt in meine Arme und Beine").

In den Übungsstunden werden außerdem Erfahrungen ausgetauscht, Fehler korrigiert und die Rücknahme aus der Entspannung eingeübt. Diese ist ein bewusstes Aufwachen und wird etwa durch tiefes Einatmen, Muskelan- und -entspannung und das Öffnen der Augen erreicht.

Eine Übung dauert etwa 3 – 5 Minuten. Die Sitzungen haben eine Dauer von 50 – 70 Minuten und werden etwa aller 2 – 3 Wochen wiederholt. Zwischen den Übungsstunden wird zu Hause geübt.

Oberstufe

Die Oberstufe besteht ebenfalls aus 6 Übungen, die mit individuellen Leitsprüchen durchgeführt werden. Sie sollen zur meditativen Versenkung anregen, bei der sich innere Bilder einstellen. Diese werden mit einem begleitenden Psychotherapeuten besprochen. Besitzt der Übende bereits Erfahrungen mit der Oberstufe kann er sich auch allein mit den selbst gewählten Bildern auseinandersetzen.

Welche Ausbildung haben die Behandler?

Von Psychotherapeuten, Psychiatern, Allgemeinmedizinern und Ärzten anderer Fachrichtungen sowie Heilpraktikern wird das autogene Training zur Behandlung eingesetzt. Es kann jedoch auch in Laienkursen, etwa zur Entspannung, geübt werden.

Die Ausbildung erfolgt in Heilpraktikerschulen oder in psychotherapeutischen Ausbildungsinstituten im Rahmen der Ausbildung zum Facharzt für Psychiatrie. Letztere erwarten die Teilnahme an mindestens zwei Kursen mit je 8 – 12 Doppelstunden. Sie umfassen neben dem autogenen Training auch psychologische und medizinische Grundlagen.

Wofür wird die Behandlung angewendet?

Das autogene Training findet bei allen Beschwerden, die durch Stress bedingt sind und mit psychischer Belastung verbunden sind, Anwendung. Dies sind etwa Bluthochdruck, Unruhe, Ängste, Phobien, Überlastung (Burnout), Depressionen und Schlafstörungen. Verwendung findet es außerdem bei Kopfschmerzen, Migräne, PMS (Prämenstruelles Syndrom), chronischen Schmerzzuständen (Fibromyalgie, Sudeck-Krankheit), Verspannungen, Magenbeschwerden, Verdauungsstörungen, Blasenentleerungsstörungen,

Asthma, Angina-Pectoris-Beschwerden und Tinnitus. Außerdem wird das autogene Training zur Geburtsvorbereitung, dem Abbau von Spannungen, sowie zur Einleitung bzw. in Kombination mit einer psychotherapeutischen Behandlung eingesetzt.

Wann darf die Behandlung nicht eingesetzt werden?

Bei Persönlichkeitsstörungen, schweren psychischen Erkrankungen und latenten Psychosen sollte das autogene Training nicht angewendet werden. Auch bei schweren Depressionen und starken Angstzuständen ist von einer Anwendung abzuraten.

Liegen Herzrhythmusstörungen oder Asthma vor, sollte das Training unter kompetenter Anleitung erfolgen.

Wird autogenes Training neben einer Standardtherapie eingesetzt, ist gegebenenfalls eine Anpassung der Medikamentendosierung notwendig.

Welche Nebenwirkungen können auftreten?

Autogenes Training sollte nicht von medizinisch unerfahrenen Trainern zur therapeutischen Behandlung durchgeführt werden. Es besteht dadurch die Gefahr, dass auf eine medizinische Diagnose verzichtet und eine notwendige Behandlung versäumt wird.

Gelegentlich können ungewohnte Reaktionen des Körpers, wie starkes Herzklopfen und verstärkte Rückenschmerzen, auftreten, die mit dem Trainer abgeklärt werden sollten.

Wird das autogene Training nicht korrekt durchgeführt, können Angstzustände auftreten.

Ist die Methode wirksam?

Bei Angina Pectoris, Asthma, Ekzemen, Epilepsie, Fibromyalgie, Glaukom, Kopfschmerzen, milden Depressionen, neurovegetativer Dystonie, Raynaud-Syndrom, Schlafstörungen, Stress, Sudeck-Krankheit und Tinnitus ist die Wirksamkeit von autogenem Training als Ergänzung zur herkömmlichen Behandlung nachgewiesen. Erfolgt die Anwendung sachgemäß, ist das Risiko gering. Die Nutzen-Risiko-Abwägung ist daher insgesamt positiv und das autogene Training ist für diese Erkrankungen als begleitende Behandlung „geeignet".

Für die Wirksamkeit bei Bluthochdruck liegen bisher zu wenig aussagekräftige Studien vor. Die Nutzen-Risiko-Abwägung fällt deshalb eher negativ aus und das autogene Training ist zur Behandlung von hohem Blutdruck nur „wenig geeignet".

Biochemie nach Schüßler

Die Biochemie nach Schüßler ist eine auf der Homöopathie beruhende Heilmethode. Sie sieht Krankheiten als Ausdruck eines Mangels an Mineralstoffen, der durch die Einnahme von Salzen ausgeglichen werden soll.

Auf dem Pfad der Geschichte

Entwickelt wurde die Methode von dem Arzt Wilhelm Schüßler (1821 – 1898) 1874 aus der Homöopathie. Im Gegensatz zu dieser kam er jedoch mit nur 12 Mitteln (Funktionsmittel) aus. Diese wurden von seinen Nachfolgern um weitere Mittel, die sogenannten Ergänzungsmittel, erweitert.

Nach Schüßlers Tod wurden drei konkurrierende Verbände gegründet, die 1922 zum Biochemischen Bund Deutschlands unter Zwang zusammengeschlossen wurden. Nach dem zweiten Weltkrieg wurde dieser aufgelöst, jedoch 1946 bereits wieder neu konstituiert. Neben diesem wurden weitere Vereine in Deutschland und auch im Ausland gegründet.

Was steckt dahinter?

Schüßler war der Meinung, dass ein Mensch gesund ist, wenn seine Zellen ausreichen mit Mineralstoffen versorgt werden und sich deren Moleküle ungehindert im Körper bewegen können. Wenn Zellen bei dem Bemühen, krankmachende Reize abzuwehren, Mineralstoffe verlieren, können sich deren Moleküle nicht mehr richtig bewegen. Dies hat zur Folge, dass der Mensch erkrankt.

Durch die Einnahme von Funktionsmitteln sollen die Mineralstoffe durch andere Mineralstoffmoleküle in die erkrankten Zellen gezogen werden und auf diese Weise heilend wirken. Die geringe Konzentration der Mittel lässt sich, laut Schüßler, darauf zurückführen, dass in natürlichen Prozessen Reaktionen auch nur zwischen Atomen, Atomgruppen und Molekülen stattfinden.

Alle Erkrankungen sind bei der Biochemie nach Schüßler in drei Gruppen unterteilt, die den verschiedenen Stadien einer Entzündung entsprechen. Diese sind das Sol-Stadium (entzündetes Gewebe sondert Flüssigkeit ab), das Gel-Stadium (abgesondertes Sekret ist fester) und Durus-Stadium (Gewebe ist verhärtet).

In der naturwissenschaftlichen Biochemie werden alle Lebensvorgänge als Reaktionen chemisch definierter Stoffe betrachtet. Die Mineralsalze spielen dabei eine wichtige Rolle für die Abläufe im Organismus, jedoch nicht in dem Maße, wie nach Schüßlers Meinung. Er interpretierte außerdem die chemischen und medizinischen Kenntnisse der damaligen Zeit höchst eigenwillig und zog Schlüsse, die auf keiner naturwissenschaftlichen Logik beruhen. So können beispielsweise nicht alle Krankheiten auf drei Entzündungsstadien zurückgeführt werden.

Wie wird die Behandlung durchgeführt?

Diagnose

Für die Biochemie nach Schüßler ist eine spezielle Diagnose notwendig. Bei dieser wird die Erkrankung den Entzündungsstadien zugeordnet. Durch die Bestimmung der Konstitution des Patienten soll das geeignete Mittel gefunden werden.

Behandlung

Die Behandlung erfolgt mit den sogenannten Funktionsmitteln. Diese bestehen aus anorganischen Salzen, die nach homöopathischem Verfahren zu D3, D6 und D12 potenziert werden und als Tabletten oder seltener als Salben angewendet werden.

Die Anwendung der Salze erfolgt nicht nach dem Ähnlichkeitsprinzip der Homöopathie, sondern nach Regeln, die von Schüßler festgelegt wurden. Mit Hilfe einer Liste können die entsprechenden Salze für die verschiedenen Beschwerden gefunden werden. Erfahrene Anwender sollen am Gesichtsausdruck des Patienten das benötigte Mittel ablesen können.

Die Tabletten sollen langsam im Mund aufgelöst werden, damit die enthaltenen Salze im Mund ins Blut übergehen und nicht ungenutzt über den Verdauungstrakt ausgeschieden werden. Eine Ausnahme bildet Magnesium phosphoricum, das in heißem Wasser aufgelöst und schluckweise getrunken wird.

Selbstbehandlung

Anleitungen zur Selbstbehandlung mit Schüßler-Salzen geben beispielsweise Broschüren von Herstellerfirmen biochemischer Mittel oder Laienratgeber. Auch in viele Apotheken werden die Mittel zur Selbstbehandlung empfohlen.

Welche Ausbildung haben die Behandler?

Die Biochemie nach Schüßler wird von Ärzten und Heilpraktikern angewendet, die homöopathisch orientiert sind. Eine über die Homöopathie hinausgehende Ausbildung ist nicht notwendig.

Wofür wird die Behandlung angewendet?

Bei praktisch allen Erkrankungen sollen die Funktionsmittel Linderung verschaffen können. Heute werden sie jedoch meist ergänzend zur konventionellen Behandlung angewendet. Zu den Anwendungsgebieten gehören Abszesse, Bindegewebsschwächen, Bindehautentzündungen, Blutarmut, Drüsenschwellungen, Erkrankungen der Haare und Nägel, Erschöpfungszustände, Fettleibigkeit, Furunkel, Gelenkbeschwerden, Gicht, Hämorrhoiden, Hautausschläge, Ischiasbeschwerden, Karbunkel, Knochen- und Zahnerkrankungen, Koliken, Krämpfe, Leberleiden, Migräne, Nervenschwäche, Neuralgien, Rheuma, chronische Schleimhautentzündung, Schmerzen, Venenleiden und Wunden.

Wann darf die Behandlung nicht eingesetzt werden?

Die Gegenanzeigen von Schüßler-Salzen entsprechen denen für Mineralsalze an sich.

Welche Nebenwirkungen können auftreten?

Es können zwischen Schüßler-Salzen der Potenz D3 und den herkömmlichen Medikamenten die gleichen Wechselwirkungen auftreten wie bei Mineralsalzen an sich.

Bei einer unzureichenden Nierenfunktion kann die Ausscheidung von Kalium und Calcium verringert sein und es kann zu einer Gefährdung kommen.

Werden ärztlich verordnete Medikamente während der Behandlung mit Schüßler-Salzen in ihrer Dosierung verringert oder abgesetzt, kann dies zu gesundheitlichen Risiken führen.

Ist die Methode wirksam?

Zu der Wirksamkeit der Biochemie nach Schüßler sind keine wissenschaftlichen Studien vorhanden. Da das Risiko eher gering ist, fällt die Nutzen-Risiko-Abwägung negativ aus. Die Therapie ist zur Behandlung von Krankheiten „nicht geeignet".

Biofeedback

Biofeedback (altgriechisch Bios = Leben, englisch Feedback = Rückmeldung) bezeichnet eine Methode, bei der unbewusst ablaufende Prozesse erfasst werden und mit technischen Hilfsmitteln der bewussten Wahrnehmung zugänglich gemacht werden. Auf diese Weise können die Prozesse willkürlich beeinflusst werden.

Auf dem Pfad der Geschichte

Seinen Ursprung hat das Biofeedback im Yoga und der Meditation, mit denen Prozesse des Körpers willentlich beeinflusst werden können. Die Wissenschaftler der westlichen Welt interessierten sich jedoch erst ab dem 19. Jahrhundert für die Erforschung dieser Fähigkeit. Voraussetzung war die Möglichkeit, physiologische Prozesse messen und darstellen zu können.

Um 1870 wurde das erste Gerät entwickelt, mit dem der Hautwiderstand gemessen werden konnte. Mittels dieser Methode konnte festgestellt werden, dass sich bei Patientinnen mit Hysterie die Hautfeuchtigkeit je nach seelischem Befinden verändert und somit ein Zusammenhang zwischen geistigen und körperlichen Prozessen besteht.

Bis in die 1960er Jahre wurde angenommen, dass das Nervensystem nicht willentlich beeinflusst werden kann. In einer Studie, bei der die Gehirnströme mittels EEG gemessen wurden, stellte sich heraus, dass die Probanden die Potentialschwankungen beeinflussen und Alphawellen, die bei tiefer Entspannung auftreten, erzeugen konnten. Die Messungen wurden auf andere Körperregionen ausgedehnt und das moderne Biofeedback wurde entwickelt.

Hauptsächlich wird Biofeedback im klinisch-psychologischen Bereich eingesetzt, aber auch im Sporttraining. Zudem hat sich eine esoterisch orientierte Anwendung entwickelt, die das Erreichen eines erweiterten Bewusstseinszustandes anstrebt.

Was steckt dahinter?

Biofeedback beruht auf der Vorstellung, dass jede Veränderung des körperlichen Zustands eine Veränderung der geistig-emotionalen Vorgänge zur Folge haben und umgekehrt. Werden diese Körperreaktionen bewusst wahrgenommen, besteht die Möglichkeit, sie zu verändern.

Die Biofeedback-Geräte dienen als „Ersatzsinnesorgane" und machen diese Vorgänge erfahrbar, so dass sie gegebenenfalls beeinflusst werden können. Sie zeigen den Ablauf unbewusst von Nervenreizen gesteuerter Körperfunktionen etwa durch Töne oder Visualisierungen an, woraufhin der Patient versucht sie zu verändern. Ziel dieser Übungen ist es, den gewünschten Zustand auch ohne Gerät, nur durch Vorstellung, zu erreichen.

Das Biofeedback beruht auf wissenschaftlichen Erkenntnissen, die durch Messung der Gehirnströme mittels EEG und andere Methoden gewonnen wurden. Der genaue Zusammenhang für die enge Beziehung zwischen seelisch-mentalen und körperlichen Prozessen konnte noch nicht geklärt werden. Es liegt jedoch nahe, dass das limbische System, ein Regulationszentrum im Gehirn, das die Aktivitäten von Hormonen und Nerven steuert, daran beteiligt ist. Die unbewusst ablaufenden Prozesse werden durch das Biofeedback ins Bewusstsein gehoben und bisher automatisch ablaufende Prozesse können von den Patienten willentlich beeinflusst und gesteuert werden.

Wie wird die Behandlung durchgeführt?

Diagnose

Zunächst wird die Ausgangssituation abgeklärt und entschieden, ob Biofeedback in Verbindung mit anderen Behandlungsformen oder als einzige Methode eingesetzt wird.

Behandlung

Die Übungen werden in bequemer, leichter Kleidung im Sitzen oder Liegen durchgeführt. Es werden ein oder mehrere Sensoren an den entsprechenden

Körperregionen befestigt und mit dem Biofeedback-Gerät verbunden. Gemessen werden können beispielsweise die elektrische Leitfähigkeit oder der Widerstand der Haut, Puls, Blutdruck, Atemfrequenz und –tiefe, Muskelspannung und Gehirnströme. Die gemessenen Daten werden vom Biofeedback-Gerät erfasst und in ein optisches oder akustisches Signal umgewandelt. Durch diese Rückmeldung kann ein aktives Training stattfinden.

Die Dauer der einzelnen Sitzungen beträgt etwa 45 Minuten. In der Regel werden sie im Abstand von einer Woche durchgeführt. Meist bestehen die Behandlungseinheiten aus 4 – 10 Sitzungen, es können jedoch weitere Sitzungen notwendig sein. Manche Menschen können Biofeedback nicht erlernen. Dies klärt sich nach etwa sechs Sitzungen.

Selbstbehandlung

Die Patienten werden häufig dazu angehalten, die Übungen auch zu Hause durchzuführen und Protokoll zu führen. Dafür können tragbare Biofeedback-Geräte verwendet werden. Vielen Übenden gelingt die Kontrolle jedoch auch bald ohne die Hilfe des Gerätes. Eine aktive Mitarbeit des Patienten ist jedoch in jedem Fall notwendig.

Welche Ausbildung haben die Behandler?

Angewendet wird die Biofeedback-Therapie überwiegend in der angewendeten Psychologie und von Ärzten in psychosomatisch orientierten Praxen und Kliniken.

Die Deutsche Gesellschaft für Biofeedback bietet für Ärzte, klinische Psychologen und Psychotherapeuten eine qualifizierte Ausbildung zum Biofeedback-Therapeuten an. Diese umfasst 160 Stunden theoretischen und praktischen Unterricht und wird mit einem Zertifikat bestätigt. Zudem können sich Krankengymnasten, Physiotherapeuten, Ergotherapeuten, Krankenpfleger, Sportwissenschaftler, Logopäden und Heilpraktiker zum Biofeedback-Trainer ausbilden lassen.

Wofür wird die Behandlung angewendet?

Biofeedback kann zur Behandlung von Beschwerden, die durch Muskelverspannungen oder innere Spannung hervorgerufen werden, eingesetzt werden. Dazu gehören beispielsweise Migräne, chronische Rückenschmerzen, Spannungskopfschmerz, spastischer Schiefhals und Zähneknirschen. Weitere Anwendungsbereich sind Inkontinenz, Bluthochdruck, Raynaud-Krankheit, Hyperventilationssyndrom, Herzrhythmusstörungen, Verdauungsstörungen, sowie Asthma, Bewegungsstörungen, Epilepsie, Lähmungen etwa nach einem Schlaganfall und Tinnitus.

Im Bereich der angewandten Psychologie wird Biofeedback etwa bei Ängsten, Aufmerksamkeitsstörungen, Hyperaktivität, Panikattacken, Phobien, Schlafstörungen und Somatisierungsstörungen (Beschwerden, für die keine organischen Ursachen festgestellt werden können) eingesetzt.

Wann darf die Behandlung nicht eingesetzt werden?

Biofeedback sollte bei schweren Persönlichkeitsstörungen und latenter Psychose nur unter ärztlicher Aufsicht eingesetzt werden.

Bei regelmäßiger Einnahme von Medikamenten kann durch Biofeedback der Bedarf an diesen Mitteln sinken. Eine regelmäßige Kontrolle und gegebenenfalls eine Anpassung der Dosis sind notwendig.

Welche Nebenwirkungen können auftreten?

Wird Biofeedback ohne eine vorherige Diagnose angewendet, können Krankheiten unerkannt bleiben und dadurch gesundheitliche Schäden auftreten.

Durch die Anwendung können akute Angst, Benommenheit, Desorientierung und veränderte Sinnesempfindungen ausgelöst werden. Treten diese Symptome auf, sollten keine Fahrzeuge gelenkt, keine Maschinen bedient und keine Arbeiten ohne sicheren Halt durchgeführt werden.

Ist die Methode wirksam?

Studien belegen, dass Biofeedback bei einer Blasen- und Darmschwäche und einer Verkrampfung des Schließmuskels helfen sowie Funktionsstörungen des Kiefergelenks bessern. Außerdem verringert es bei Migräne und Kopfschmerzen die Häufigkeit und die Intensität der Schmerzen, lindert die Schmerzen und erhöht die Beweglichkeit bei rheumatoider Arthritis und reduziert den Behinderungsgrad bei einer Schlaganfall-Nachbehandlung. Wird die Behandlung ordnungsgemäß durchgeführt, sind keine ernsten Nebenwirkungen zu befürchten. Die Nutzen-Risiko-Abwägung fällt daher eher positiv aus und Biofeedback ist somit als ergänzende Behandlung bei den genannten Erkrankung und Störungen „geeignet".

Hinweise auf die Wirksamkeit von Biofeedback gibt es bei hohem Blutdruck, Erektionsproblemen, chronisch obstruktiven Lungenerkrankungen, Schlafstörungen, chronischen Schmerzen, stressbedingten Beschwerden und Asthma. Da die Studien hierfür jedoch methodische Schwächen aufweisen, fällt die Nutzen-Risiko-Abwägung eher negativ aus. Somit ist Biofeedback zur Behandlung dieser Störungen und Krankheiten „wenig geeignet".

Für die Behandlung von atopischen Ekzemen, Ohrgeräuschen und Rückenschmerzen sind keine Nachweise auf Wirksamkeit vorhanden. Die Nutzen-Risiko-Abwägung fällt daher negativ aus. Biofeedback ist zur Behandlung dieser Erkrankungen „nicht geeignet".

Eigenbluttherapie

Die Eigenbluttherapie bezeichnet ein Verfahren, bei dem Patienten eine bestimmte Menge Blut entnommen wird und unverändert oder in veränderter Form wieder injiziert wird. Dies soll eine Abwehrreaktion auslösen und somit die Selbstheilung anregen.

Auf dem Pfad der Geschichte

Ihren Ursprung hat die Eigenbluttherapie in den Experimenten des englischen Arztes William Highmore 1874 und Novotny 1912. Sie versuchten, mit Blutinjektionen Entzündungen und die Neigung zu Infektionen zu behandeln. Im Jahr 1913 entwickelte der Hautarzt Spiethoff schließlich eine standardisierte Methode, die im Laufe der folgenden drei Jahrzehnte sehr populär wurde. Bei zahlreichen Erkrankungen wurden Erfolge berichtet. So wurden etwa Syphilis, Tuberkulose, Herz-Kreislauf-, Haut- und Augenkrankheiten sowie orthopädische und gynäkologische Leiden bis hin zu Krebs mit der Eigenbluttherapie behandelt.

Eine Behandlung des Blutes vor der Injektion sollte seine Wirkung verstärken. Es wurde beispielsweise eingefroren und wieder aufgetaut, Hitze ausgesetzt, Blutgerinnungsfaktoren oder rote Blutkörperchen wurden entfernt, mit Sauerstoff oder Ozon aufgeschäumt und mit UV-Licht bestrahlt. Aus den letzteren Methoden sind die Oxidationstherapie und die Ozontherapie entstanden. Schließlich wurden dem Blut auch verschiedene Medikamente und Lösungsmittel hinzugefügt.

Die Eigenbluttherapie spielt in der konventionellen Therapie mittlerweile keine Rolle mehr und sollte nicht mit der Eigenblutspende und verschiedenen Dialyseverfahren verwechselt werden. Heute wird sie überwiegend von Heilpraktikern angewendet.

Was steckt dahinter?

Die Eigenblutbehandlung beruht auf dem Gedanken, dass körpereigene Stoffe den Organismus zu einer verstärkten Abwehr anregen können. Durch die Injektion entsteht an der Einstichstelle eine Entzündungsreaktion, die Körpertemperatur steigt an und Stoffwechsel, Immunsystem und vegetatives Nervensystem werden günstig beeinflusst.

Die Wirkung der Eigenbluttherapie wurde 1930 als „vegetative Gesamtumschaltung" bezeichnet, da der Sympathikus, ein Teil des vegetativen Nervensystems, der die Vitalsysteme regelt, auf den Reiz in Form der sogenannten Kampfphase reagiert. Daraufhin wird der Parasympathikus, der zweite Teil des vegetativen Nervensystems, aktiviert, der mit der Erholungsphase reagiert.

Die Sonderformen der Eigenbluttherapie beruhen auf verschiedenen anderen Konzepten. Sie haben jedoch die Annahme gemeinsam, dass die Befügungen, Verschüttelungen und Potenzierungen des Blutes seine Reizwirkung verstärken. Teilweise wird auch angenommen, dass durch die Behandlung vermehrt Krankheitsstoffe und Giftstoffe ausgeschieden werden.

Für die Theorie der Umstimmung mittels Eigenblut gibt es keine naturwissenschaftlich plausible Erklärung. Ebenso gibt es keinen Beleg dafür, dass ein Reiz eine spezifische Reaktion des vegetativen Nervensystems hervorruft. Die Vorstellungen, dass der Körper anhand des injizierten Eigenbluts krankmachende Stoffe erkennen, oder dass Verschüttelungen oder Verdünnungen des Blutes eine Entgiftung und somit heilende Wirkung auslösen, sind wissenschaftlich nicht plausibel.

Wie wird die Behandlung durchgeführt?

Diagnose

Grundlage der Diagnose ist in der Regel die Anamnese und eine körperliche Untersuchung. Zum Teil wird das Eigenblut auch zur Klärung des Krankheitsbildes eingesetzt. Die Reaktion auf die Injektion soll Rückschlüsse auf die Krankheit zulassen.

Behandlung

Bei der eigentlichen Eigenbluttherapie werden dem Patienten 0,5 bis 5 mL aus der Vene entnommen und direkt wieder gespritzt. Am häufigsten wird es in den Muskel, manchmal aber auch unter die Haut, injiziert. Auch in Akupunktur oder die sogenannten Triggerpunkte, seltener Arterien, kann das Blut gespritzt werden.

Bei akuten Erkrankungen erfolgt die Injektion im Abstand von zwei Tagen, während bei chronischen Krankheiten zunächst zweimal wöchentlich zwei Spritzen, später eine und auf lange Sicht aller vierzehn Tage eine Spritze verabreicht wird. Verdünntes Blut in Form von Nosoden wird eingenommen. Diese kommen meist bei Kindern mit chronischen Krankheiten zum Einsatz.

Dem Eigenblut können vor der Behandlung verschiedene Mittel, wie Homöopathika, Mistel- oder Echinacea-Extrakt, destilliertes Wasser, Prokain oder Chelatbildner zugefügt werden. Auch eine Bestrahlung mit UV-Licht oder Kurzwellen kann durchgeführt werden. Weitere Varianten sind das Aufschäumen mit Sauerstoff oder Ozon oder das Verschütteln mit Wasserstoffperoxid und destilliertem Wasser.

Welche Ausbildung haben die Behandler?

Die Eigenbluttherapie wird hauptsächlich von Heilpraktikern angewendet, die sie während der Ausbildung an Heilpraktikerschulen erlernen können. Im Rahmen des Studiums zum Arzt wird die Methode im Bereich der Naturheilkunde gelehrt.

Wofür wird die Behandlung angewendet?

Die Anwendungsgebiete der Eigenbluttherapie sind vielfältig. Sie wird bei allgemeiner Altersschwäche, Allergien, körperlichem und geistigem Leistungsabfall, verzögerter Rekonvaleszenz, chronischen Entzündungen, wiederkehrenden Infektionen, chronischen Krankheiten der Haut, des Bewegungsapparates und der Atemwege, degenerativen Krankheiten, Rheuma, Beschwerden im Klimakterium (z.B. Schlaflosigkeit und depressive Zustände), Stoffwechsel- und Durchblutungsstörung und zur Krebsnachsorge angewendet.

Ebenfalls eingesetzt wird die Eigenbluttherapie zur Anregung des Appetits und der Drüsentätigkeit und um die Wirkung von Medikamenten zu verstärken und somit ihre Dosis reduzieren zu können. Sie soll bei gesunden Menschen das Immunsystem stärken und somit Erkältungskrankheiten vorbeugen.

Wann darf die Behandlung nicht eingesetzt werden?

Die Eigenbluttherapie sollte nicht bei Gerinnungsstörungen angewendet werden. Bestehen schwere Leber- oder Nierenschäden oder eine Überfunktion der Schilddrüse, darf sie nicht eingesetzt werden. Auch bei schweren akuten Erkrankungen und nicht behebbaren Schäden sollte die Methode nicht angewendet werden.

Wird das Eigenblut mit Zusatzstoffen versetzt, sind die Gegenanzeigen dieser Mittel zu beachten. Bei einer gleichzeitigen Einnahme von Arzneimitteln, die das Immunsystem hemmen, kann deren Wirkung gestört werden.

Welche Nebenwirkungen können auftreten?

Bei der Eigenbluttherapie kann es zu einer sogenannten Erstverschlimmerung kommen, die sich etwa durch leicht erhöhte Temperatur, Ermüdung, erhöhtes Schlafbedürfnis und verstärktes Krankheitsgefühl äußert. Dies gilt als gewünschte Abwehrreaktion. Eine Verschlechterung des Gesundheitszustandes kann dadurch jedoch nicht rechtzeitig erkannt werden und eine notwendige konventionelle Behandlung versäumt werden.

Es können Nesselausschlag, Schwindel, Kopfschmerzen, Fieber, Herzklopfen und lebensbedrohliche Schockzustände auftreten. Zudem können sich an der Einstichstelle Abszesse bilden, eine Blutvergiftung und Embolien auftreten.

Tritt nach der Behandlung mit Eigenblut Müdigkeit auf, sollten keine Fahrzeuge gelenkt, keine Maschinen bedient und keine Arbeiten ohne sicheren Halt durchgeführt werden.

Ist die Methode wirksam?

Die Wirkung bei atopischen Ekzemen zur Verbesserung der Hauterscheinung ist mit Einschränkungen durch Studien belegt. Schwerwiegende Nebenwirkungen sind bei richtiger Anwendung selten. Die Nutzen-Risiko-Abwägung fällt daher positiv aus und die Eigenbluttherapie ist für diese Behandlung „geeignet".

Es gibt Hinweise auf die Wirksamkeit bei Stimulation des Abwehrsystems. Die Studien weisen jedoch Mängel auf und somit fällt die Nutzen-Risiko-Abwägung eher negativ aus. In diesen Fällen ist die Methode „wenig geeignet".

Bei allen anderen genannten Anwendungen gibt es keine Belege für die Wirksamkeit. Daher fällt die Nutzen-Risiko-Abwägung eher negativ aus und die Eigenblutbehandlung ist für diese Anwendungsbereiche „nicht geeignet".

Feldenkrais-Methode

Die Feldenkrais-Methode ist eine Form der Körpertherapie, mit der die eigenen Körperbewegungen bewusst gemacht und gesteuert werden. Auf diese Weise werden Haltungs- und Bewegungsstörungen beeinflusst.

Auf dem Pfad der Geschichte

Die Feldenkrais-Methode ist nach ihrem Begründer, dem in Russland geborenen, Moshé Feldenkrais (1904 – 1984) benannt. Er lebte in Israel, Frankreich und England und war Kernphysiker und begeisterter Judo-Anhänger. Durch eine Knieverletzung, die sich nicht bessern wollte, begann Feldenkrais, sich selbst intensiv zu beobachten und eine schmerzfreie Art des Gehens zu erlernen. Die erzielten Erfolge weckten sein Interesse und er begann ab den 40er Jahren des 20. Jahrhunderts mit der Entwicklung seines Konzepts aus praktischem Üben und wissenschaftlichem Lernen und Denken.

Feldenkrais sah die Bewegung als Grundlage allen menschlichen Handelns. Für ihn war sie die Grundlage des Bewusstseins, Atmung ist Bewegung und auch Denken und Empfindungen beruhen auf Bewegung. Primär verstand er seine Arbeit als pädagogisch, erkannte jedoch, dass sie auch von medizinischem und psychologischem Nutzen sein kann. Er entwickelte sowohl einen Einzelunterricht, die „Funktionale Integration, als auch einen Gruppenunterricht, „Bewusstsein durch Bewegung".

Die Feldenkrais-Methode ist in den USA, Kanada, Israel, Europa und Australien weit verbreitet. Im Laufe der Jahre wurden verschiedene nationale Feldenkrais-Gilden gegründet, die in einer internationalen Vereinigung zusammengefasst sind.

Was steckt dahinter?

Im Mittelpunkt der Feldenkrais-Methode steht das Bewusstmachen von Körperfunktionen und Bewegungen und dadurch mit Körper und Geist zu neue Erfahrungen zu machen. Für Feldenkrais war die Haltung des Körpers kein statischer Zustand sondern ein dynamischer Prozess, der das Verhalten eines Menschen widerspiegelt. So äußert sich das Bild, das ein Mensch von sich selbst hat, in seinen Bewegungen, der Sprache, dem Auftreten und dem Ausdruck.

Die Feldenkrais-Methode beruht auf dem Konzept, dass der Lernende seine Bewegungsabläufe bewusst wahrnimmt und herausfindet, welche psychischen und mentalen Prozesse ihnen zugrunde liegen. Dadurch ist er in der Lage Neues zu lernen und seine gewohnten Muster zu verändern. Es wird dem Menschen somit möglich, sich selbst zu gestalten.

Da an jeder Handlung auch Bewegungen, Sinnesempfindungen, Gefühle und Denken beteiligt sind, kann die Veränderung eines Faktors weitere Veränderungen mit sich ziehen. Deshalb hat das Umlernen gewohnter Bewegungsmuster auch Auswirkungen auf psychische Reaktionsmuster. Dieses Umlernen erfolgt dadurch, was der Betreffende am eigenen Leib erfährt.

Das Konzept der Feldenkrais-Methode kann wissenschaftlich bestätigt werden. So ist es bekannt, dass das Gehirn Handlungs- und Bewegungsmuster steuert. Außerdem ist unumstritten, dass die bewussten und reflexartigen bzw. die automatischen und vegetativen Nervenstrukturen miteinander verknüpft sind.

Auch der Zusammenhang zwischen psychischem Befinden und körperlicher Verfassung ist wissenschaftlich bestätigt. Dieses System von Faktoren, die sich gegenseitig beeinflussen, ist veränderbar. Die Grundlage hierfür ist die Fähigkeit des Nervensystems, zu lernen, d. h. neue Verknüpfungen zwischen den Nerven herzustellen.

Wie wird die Behandlung durchgeführt?

Die Feldkrais-Methode ist dem Konzept entsprechend keine Behandlung, sondern Unterricht, der in Einzel- oder Gruppensitzungen durchgeführt wird. In den Einzelsitzungen ist der Schüler passiv und der Lehrer führt die Bewegungen an ihm durch. Der Unterricht verläuft in der Regel ohne viele Worte. Im Gruppenunterricht hingegen muss der Schüler die geforderten Bewegungen selbst aktiv machen. Die Zahl der Teilnehmer beträgt meist 10 bis 35 Personen.

Üblicherweise findet der Unterricht im Liegen statt. Die Übungen werden behutsam und ohne Anstrengungen oder Schmerzen durchgeführt. Wie die Bewegungen ausgeführt werden, spielt keine Rolle, da das Ziel nicht schöne, sondern bewusste Bewegungen sind. Nach der anfänglichen Anleitung ist es wichtig, dass jeder Schüler die Übungen allein weiter durchführt.

Welche Ausbildung haben die Behandler?

Hauptsächlich lassen sich Krankengymnasten, Masseure, Heilpraktiker und Bewegungspädagogen, weniger Ärzte und Psychologen, zum Feldenkraislehrer ausbilden. Die Ausbildung ist durch die internationalen Gilden geregelt. Sie dauert mindestens 160 Tage, die über drei bis fünf Jahre verteilt sind. Der Inhalt folgt den festgelegten Standards der Gilden. Mitglieder der Gilde, die die Methode in mindestens 100 Stunden professioneller Arbeit pro Jahr anwenden und sich innerhalb von zwei Jahren mindestens 40 Stunden fortbilden, tragen die Bezeichnung „Gilde lizenzierte Feldenkrais-LehrerIn". Diese dürfen die Methode in Kursen und Workshops anbieten.

Wofür wird die Behandlung angewendet?

Zwar ist die Feldenkrais-Methode keine medizinische Behandlungsmethode, sie wird jedoch häufig bei medizinischen Indikationen eingesetzt. Zu ihnen gehören Haltungsschäden jeder Art, Atmungs- und Rückenbeschwerden, orthopädische Erkrankungen, Nervenleiden und chronische Schmerzzustände.

Die Feldenkrais-Methode soll außerdem bei entwicklungsgestörten Kindern die Beweglichkeit verbessern und im psychischen Bereich bei Angststörungen, Depressionen und Psychosen helfen.

Da die Feldenkrais-Methode ohne Worte auskommt, können auch hör- und sprachbehinderte Menschen von diesem Verfahren profitieren.

Welche Nebenwirkungen können auftreten?

Da sich die Feldenkrais-Methode auch auf die Psyche auswirkt, besteht für psychisch labile Menschen die Gefahr, aus dem Gleichgewicht zu geraten. Die Feldenkraislehrer sind üblicherweise nicht psychologisch oder psychiatrisch ausgebildet und können solche Krisen nicht auffangen.

Ist die Methode wirksam?

Für den Abbau von Stress, die Verbesserung der Balance bei MS-Patienten und die Verminderung von Nacken- und Rückenschmerzen ist die Wirksamkeit der Feldenkrais-Methode wissenschaftlich belegt. Die Risiken sind vernachlässigbar und somit fällt die Nutzen-Risiko-Abwägung bei der Behandlung dieser Krankheiten und Störungen positiv aus. Die Feldenkrais-Methode ist zur Behandlung dieser Erkrankungen „geeignet".

Bei Krebserkrankungen besitzt das Verfahren keine therapeutische Wirksamkeit. Die Nutzen-Risiko-Abwägung fällt daher negativ aus und die Feldenkrais-Methode ist zur Behandlung von Krebspatienten „nicht geeignet".

Enzymtherapie

Die Enzymtherapie ist ein alternativmedizinisches Verfahren, bei dem Enzympräparate eingenommen werden. Diese sollen das Immunsystem beeinflussen und auf diese Weise gesundheitlichen Störungen entgegen wirken.

Auf dem Pfad der Geschichte

Enzyme sind seit dem Beginn des 19. Jh. bekannt. Zu dieser Zeit würde auch ihre Eigenschaft als Katalysator in chemischen Reaktionen entdeckt. 1897 fand der Chemiker Eduard Buchner heraus, dass sie ihre Eigenschaften unabhängig einer lebenden Zelle entfalten können. Heute ist bekannt, dass die Enzyme Eiweiße sind. Sie setzen als Katalysatoren biochemische Reaktionen in Gang, stoppen oder steuern sie. Zudem sind sie an Stoffwechselprozessen, wie z.B. Verdauung, Zellteilung und Blutgerinnung, beteiligt. Je nach Reaktion, die sie beeinflussen, werden sie in 6 Klassen unterteilt.

Die Enzymtherapie dient in der konventionellen Medizin der Behandlung von Erkrankungen, die darauf beruhen, dass ein Enzym nicht oder nicht ausreichend vom Körper produziert wird. Dabei werden die fehlenden Enzyme dem Körper zugeführt.

Die alternativmedizinische Enzymtherapie geht auf den Mediziner Max Wolf (1885 – 1975) zurück. Dieser setzte zunächst eine Mischung aus pflanzlichen und tierischen Enzymen bei Patienten mit Krebs ein. Später versuchte er schließlich, den Alterungsprozess mit Enzymen aufzuhalten. Bei diesen Behandlungen stellte er positive Effekte bei verschiedenen Erkrankungen fest.

Was steckt dahinter?

Die Enzymtherapie wird in erster Linie bei Erkrankungen eingesetzt, bei denen ein Entzündungsgeschehen stattfinden soll. Sie geht davon aus, dass eine Entzündung eine Reaktion des Immunsystems ist, an der auch Enzyme beteiligt sind. Eine gestörte oder unangemessene Reaktion soll somit mit der Einnahme von Enzymen reguliert werden. Dabei bezieht sich die Erklärung für die Wirkung der Enzymtherapie auf Einzelaspekte des Entzündungsgeschehens, etwa, dass sich winzige Blutgerinnsel bilden können oder sich Wasser im Gewebe ansammeln kann.

Auch die Anwendung der Enzymtherapie bei Krebserkrankungen wird mit Eingriffen in das Immunsystem erklärt. So sollen eiweißspaltende Enzyme die Aktivität der weißen Blutzellen erhöhen. Dadurch soll die Ausbreitung der Tumorzellen erschwert werden. Zudem soll die Produktion bestimmter Hormon, die für den Informationsaustausch zwischen Zellen zuständig sind, gesteigert werden und den Zellen auf diese Weise eine Antitumorwirkung verleihen.

Dass vielen gesundheitlichen Störungen entzündliche Prozesse zugrunde liegen, ist medizinisch anerkannt. Dies ist jedoch nicht bei allen Erkrankungen, bei denen die Enzymtherapie angewendet wird, der Fall. Beispielsweise ist multiple Sklerose nicht von Anfang an eine entzündliche Erkrankung.

Zwar reguliert das Immunsystem einige Aspekte von Entzündungsreaktionen, doch eine überschießende oder fehlgeleitete Immunreaktion lässt sich nicht auf den Mangel bestimmter Enzyme zurück führen. Zudem besitzen die eingesetzten Verdauungsenzyme kaum eine Bedeutung für das Immunsystem. Ihre Wirkung ist nicht so vielfältig wie die Enzymtherapie verspricht.

Die Enzyme gelangen aufgrund ihrer Herstellung weitestgehend unbeschadet durch Mund und Magen in den Dünndarm. Allerdings konnte bisher nicht nachgewiesen werden, dass sie in nennenswerter Menge unverändert ins Blut, wo sie wirken sollen, gelangen. Oft werden sie bereits nach kürzester Zeit wieder ausgeschieden.

Eine weitere Erklärung für die Wirkung der Enzymtherapie ist deren Einfluss auf die Blutgerinnung. Beispielsweise kann das Enzymgemisch Bromelain die Verklumpung der Blutplättchen teilweise verhindern. Dadurch wird die Blutungszeit verlängert. In Tierversuchen wurde zudem eine ödemhemmende Wirkung nachgewiesen.

Wie wird die Behandlung durchgeführt?

Diagnose

Die Grundlage der Enzymtherapie ist üblicherweise eine konventionelle Diagnose.

Behandlung

Die Behandlung erfolgt mit Arzneimitteln, die hoch dosiert eingenommen werden. Bei den Mitteln handelt es sich um zugelassene Produkte, die hauptsächlich Verdauungsenzyme enthalten.

Welche Ausbildung haben die Behandler?

Die Enzymtherapie wird von Ärzten und Heilpraktikern angewandt. Eine spezielle Ausbildung hierfür ist nicht notwendig.

Wofür wird die Behandlung angewendet?

Die Anwendungsbereiche der zugelassenen Enzymprodukte umfassen Venenentzündungen, Entzündungen der Harnwege, Nase und Nasennebenhöhlen, Ödeme, durch Verletzungen oder nach Operationen auftretende Entzündungen und rheumatische Erkrankungen. Auch sollen sie zur Langzeitbehandlung von Tumoren, der Zusatzbehandlung während der Strahlentherapie, zur Vorbeugung von Metastasen und zur unterstützenden Behandlung von Entzündungen und Virusinfektionen eingesetzt werden.

Wann darf die Behandlung nicht eingesetzt werden?

Die Enzymtherapie darf nicht bei einer akuten Bauchspeicheldrüsenentzündung angewendet werden. Auch bei erhöhter Blutungsneigung ist von der Enzymtherapie abzuraten.

Die gleichzeitige Einnahme anderer Medikamente kann Wechselwirkungen zwischen den verschiedenen Mitteln hervorrufen.

Während der Schwangerschaft und der Stillzeit sollte die Enzymtherapie nicht angewendet werden.

Welche Nebenwirkungen können auftreten?

Durch die bei der Enzymtherapie verwendeten Präparate können allergische Reaktionen ausgelöst werden. Auch können gelegentlich Übelkeit, Erbrechen und Durchfall auftreten.

Einige der eingesetzten Enzyme können die Symptome chronischer Erkrankungen verstärken. Dies wird als Zeichen dafür gewertet, dass die Heilung angeregt wird. Dadurch kann jedoch eine Verschlechterung des Gesundheitszustandes übersehen werden und eine rechtzeitige konventionelle Behandlung versäumt werden.

Ist die Methode wirksam?

Es gibt Hinweise, dass die Enzymtherapie die Nebenwirkungen von Strahlen- und Chemotherapie verringern kann. Die Studien hierzu wurden jedoch nicht von verschiedenen Studienleitern geführt und sind nicht frei von Einflüssen der Herstellerfirmen der Mittel. Da unerwünschte Wirkungen auftreten können, fällt die Nutzen-Risiko-Wertung eher negativ aus. Die Enzymtherapie ist somit für diese Anwendung „wenig geeignet".

Die therapeutische Wirksamkeit ist für rheumatische Erkrankungen und Rückenschmerzen nicht ausreichend nachgewiesen. Auch hier fällt somit die Nutzen-Risiko-Abwägung negativ aus und die Enzymtherapie ist hierfür „nicht geeignet".

Farbtherapie

In der Farbtherapie wird farbiges Licht zur Linderung oder Heilung von Krankheiten eingesetzt. Die Behandlung wird mit Farblichtgeräten durchgeführt. Ein anderer Name für die Farbtherapie ist Colortherapie.

Auf dem Pfad der Geschichte

Die Farbtherapie reicht laut Farbtherapeuten bis zu den Priestern der mystischen Insel Atlantis zurück. Diese sollen Kranke hauptsächlich mit Farben geheilt haben.

Den Farben wurden in den verschiedenen Kulturkreisen bestimmte Fähigkeiten und Bedeutungen zugeschrieben. So wurden sie etwa mit göttlichen Kräften in Verbindung gebracht und spielten bei Riten, in Religion und Politik eine große Rolle.

Im Altertum wurden Farben als magische Heilmittel betrachtet und Kranke mit farbigen Pasten bestrichen oder in farbige Tücher gehüllt. Zudem wurden in der frühen europäischen Medizin den Organen bestimmte Farben zugeordnet. Der Galle wurde beispielsweise die Farbe Gelb, nach der sie auch benannt ist, zugeordnet. Im Lauf der Zeit wurden den Farben unterschiedliche Bedeutungen zugeschrieben, die oft nicht deckungsgleich sind. Rot etwa steht für die Liebe, aber auch für Blut, Gefahr und Revolution.

Goethe (1759 – 1832) befasste sich erstmals wissenschaftlich mit den Farben und ihren Komplementärfarben. Er beschäftigte sich auch mit Farbschattierungen und dem Temperaturempfinden, d.h. ob sie kalt oder warm wirken.

Biologen, Psychologen und Mediziner experimentierten Ende des 19. Jh. mit der Wirkung der Farben auf Menschen, Tiere und Pflanzen.

In Italien, Dänemark, Großbritannien und den USA entwickelten sich Institute, die die Farbbestrahlung als therapeutisches Mittel einsetzten. Auch in der anthroposophischen Medizin werden Farben eingesetzt. Bei der Maltherapie sollen die Patienten ihre inneren Zustände in Farben ausdrücken.

In den 80er Jahren des 20. Jh. entwickelte sich eine Variante der Farbtherapie. Einige Heiler glauben, die Aura, die farbige Ausstrahlung, des Patienten sehen zu können. Auffälligkeiten in der Aura sollen Ausdruck bestimmter Krankheitszustände sein. Diese wird teilweise mit Farbimagination behandelt. Die Patienten stellen sich über den als krank identifizierten Körperstellen Farben entsprechend der Farbsymbolik vor.

Was steckt dahinter?

In der Farbtherapie werden den Farben bzw. den entsprechenden Lichtwellen bestimmte therapeutische Eigenschaften (anregende oder beruhigende) zugeordnet. Diese lassen sich laut Vorstellung der Therapeuten mit Hilfe eines Farblichtstrahls auf den Körper übertragen. Sollen die positiven Eigenschaften der Farben übertragen werden, wird mit den entsprechenden Lichtwellen behandelt. Die schädlichen Einflüsse der Farben werden mit den Komplementärfarben unterdrückt. Zudem sind bestimmten Farben Organe zugeordnet, die sie beeinflussen sollen.

Als Grundlage für die Erklärung der Wirkungsweise der Farbtherapie dienen verschiedene Theorien. So stützen sich die Farbtherapeuten auf die Vorstellungen der Farbmystik, der traditionellen chinesischen Medizin und der ayurvedischen Medizin. Auch auf Goethes Farbenlehre und die Deutung der Persönlichkeitstests, die von dem Psychologen Max Lüscher 1949 entwickelten wurden, berufen sich die Anwender. Bei dem sogenannten Lüscher-Test reiht der Patient acht Farbkarten nach Belieben aneinander. Daraus werden Rückschlüsse auf die Persönlichkeit gezogen.

Eine Variante der Farbtherapie ist die Farbakupunktur. Hierbei werden die Akupunkturpunkte mit farbigem Licht bestrahlt. Entsprechend der TCM wird den Farben eine energetische Wirkung auf die Punkte zugeschrieben. Auch stellen einige Anwender eine Verbindung zwischen den Farben und den Chakren, den Energiezentren der indischen Medizin, her.

Zudem gehen einige Farbtherapeuten davon aus, dass die Farben mit ihren Wellenlängen die Aktivität der Cytochrome erhöhen. Dabei handelt es sich

Proteine, die eine Bedeutung für die Energiegewinnung der Zelle spielen. Eine weitere Theorie befasst sich mit Biophotonen, die von den Zellen ausgesendet werden und über die sie miteinander kommunizieren. Gemeinsam bilden die Zellen ein Biophotonenfeld. Es wird angenommen, dass die Farbschwingungen Informationen an dieses Feld abgeben. Manche setzen dieses Biophotonenfeld mit der Lebensenergie des Menschen gleich, die als farbige Aura erkennbar ist.

Bei der Mora-Colortherapie sollen die heilenden Schwingungen der Farben aus dem Bioresonanzgerät auf den Körper übertragen werden und so Krankheiten heilen. Andere Varianten der Farbtherapie beruhen auf dem gleichen Konzept. Der einzige Unterschied sind die verwendeten Geräte.

Dass Farben die Stimmung beeinflussen, ist allgemein bekannt. In welcher Weise dies geschieht, hängt jedoch von den kulturellen Bedingungen, der Mode, dem Geschlecht und der sozialen Stellung ab. Es gibt hierbei keine Gesetzmäßigkeiten, die für alle Zeiten, Kulturen und Menschen gültig sind. Zudem wurden auch die Deutungen des Lüscher-Tests widerlegt, da die Wahl der Farbkärtchen auf dem individuellen Geschmack beruht.

Die Farben werden von den Behandlern willkürlich den Krankheiten zugeordnet und sind somit meist widersprüchlich. So soll bei Impotenz einerseits Blau, bei einem anderen Anwender wiederum Rot helfen.

Es ist bekannt, dass Photonen existieren und emittiert werden können. Ihre Rolle als Informationsüberträger zwischen den Zellen ist jedoch wissenschaftlich umstritten. Für das Vorhandensein einer Aura gibt es keine wissenschaftlichen Beweise. Deren Deutung ist somit in den Bereich des okkulten und mystischen Glaubens einzuordnen.

Wie wird die Behandlung durchgeführt?

Behandlung

Bei der Farbtherapie liegt der Patient entspannt in Rücken- oder Bauchlage. Der Farbtherapeut richtet den Farbstrahl des Gerätes auf die Körperregionen, die behandelt werden sollen. Dabei können nur kleine Gebiete, wie in der Farbakupunktur, oder größere Hautgebiete bestrahlt werden.

Viele Hersteller der Geräte empfehlen, die Behandlung mit grünem Licht zu beginnen. Anschließend wird die eigentliche Farbe gewählt, mit der behandelt werden soll und deren Eigenschaften dem erkrankten Organ zugeordnet werden.

Die Mora-Colortherapie verwendet Bioresonanzgeräte, deren Elektroden die Patienten in der Hand halten. Mit dem geringen Gleichstrom aus dem Gerät sollen die Eigenschaften der Farben als Schwingungen auf den Körper übertragen werden.

In der Regel dauert eine Behandlung etwa 20 Minuten. Anwender raten häufig dazu, eine Serie von Behandlungen durchzuführen.

Selbstbehandlung

Die Farbtherapie kann auch als Selbstbehandlung angewendet werden. Hierfür sind etwa schwenkbare Farbstrahler, Farblampen und Farbklänge auf CD, bei denen den verschiedenen Farben Tonschwingungen zugeordnet sind, erhältlich. Zudem gibt es therapeutische Brillen mit Gläsern in allen Farben, die beruhigen, anregen oder inspirieren sollen. Die Anwendung der einzelnen Produkte erfolgt nach Anleitung der Hersteller.

Welche Ausbildung haben die Behandler?

Die Farbtherapie wird von Ärzten für Naturheilkunde, anthroposophisch und esoterisch orientierten Ärzten, Heilpraktikern, Masseuren und Kosmetikern eingesetzt. Eine Schulung der Therapeuten findet durch die Hersteller und Händler der Geräte statt.

Wofür wird die Behandlung angewendet?

Häufig wird die Farbtherapie als Begleitbehandlung bei Schmerzen, depressiver Verstimmung, Schlafstörungen, Allergien und chronischen Entzündungen eingesetzt. Außerdem soll sie nach Angaben der Therapeuten jede erdenkliche Krankheit von Blutkrankheiten über Gallensteine, Falten, Orangenhaut, Glatze, Taubheit, Aids bis hin zu Krebs heilen können.

Wann darf die Behandlung nicht eingesetzt werden?

Es sind keine Gegenanzeigen bekannt.

Welche Nebenwirkungen können auftreten?

Da die Farbtherapie Anspruch erhebt, schwere Krankheiten heilen zu können, besteht die Gefahr, dass eine Krankheit nicht rechtzeitig behandelt wird.

Ist die Methode wirksam?

Für die Anwendungsbereiche der Farbtherapie sind keine wissenschaftlichen Belege vorhanden. Die Risiken sind zwar gering, die Nutzen-Risiko-Abwägung fällt jedoch negativ aus. Somit ist die Farbtherapie zur Behandlung von Krankheiten und Störungen „nicht geeignet".

Fiebertherapie

Die Fiebertherapie ist ein alternativmedizinisches Verfahren, bei dem durch die Injektion von Bakteriengiften eine Fieberreaktion ausgelöst wird. Diese soll das Immunsystem anregen und so Krankheiten heilen.

Auf dem Pfad der Geschichte

Die erste Erwähnung fand die heilende Wirkung der Wärme in den altägyptischen Hochkulturen (2400 v. Chr.). Anwendung fand die Überwärmung des Körpers jedoch erstmals durch die Ärzte im antiken Griechenland, Hippokrates und den Naturarzt Hufeland (1762-1836). Sie beobachteten, dass sich einige Erkrankungen besserten, wenn mit ihnen eine zweite Krankheit mit hohem Fieber einherging. Aus diesen Beobachtungen entwickelte sich eine gezielte Therapie, bei der dem Patienten Wundsekret gespritzt wurde. Mit der Entdeckung der Bakterien wurde diese Behandlungsmethode dahingehend verändert, dass nun ausgewählte, kultivierte Bakterienstämme eingesetzt wurden.

Der New Yorker Internist William Coley setzte Ende des 19. Jh. Bakterienmischungen ein, um Fieber zu erzeugen und auf diese Weise Tumorerkrankungen zu behandeln. Durch das wiederholte Spritzen immer anderer Bakterien wurde eine Mischung gesucht, die eine eindeutige Fieberreaktion hervorruft, jedoch den Patienten nicht gefährdet. Bis zur Entwicklung der Chemotherapie galt die Fiebertherapie als einzige Therapie bei Krebserkrankungen.

Der Wiener Psychiater Julius Wagner von Jauregg beobachtete, dass bei Patienten, die psychisch erkrankt waren, eine Besserung eintrat, wenn sie gleichzeitig Malaria hatten. Malaria ist eine Erkrankung, die mit wiederholten Fiebereinschüben einhergeht. Für die Entdeckung dieser Zusammenhänge erhielt er 1927 den Nobelpreis.

Die Fiebertherapie wird auch heute noch vornehmlich zur Behandlung von Krebserkrankungen eingesetzt. Sie ist etabliert und wird wissenschaftlich erforscht. Bei der sogenannten Hyperthermiebehandlung wird der gesamte

Körper oder nur Teilbereiche gezielt überwärmt. Dies geschieht etwa durch Infrarotstrahlung.

Zu unterscheiden ist die Fiebertherapie von der passiven Überwärmung. Diese ist ein Naturheilverfahren, bei dem dem Körper von außen Wärme zugeführt wird. Bei der Fiebertherapie hingegen handelt es sich um eine aktive Überwärmung. Das Fieber wird im Körper erzeugt und der Organismus dazu veranlasst, die Körpertemperatur zu erhöhen.

Was steckt dahinter?

In der Antike wurde angenommen, dass Fieber das Schlechte und den Körper krank machende verbrennt. Später ging man bei dem Einsatz bei Tumorerkrankungen davon aus, dass die Bakteriengifte den Tumor direkt angreifen. Jedoch fanden Wissenschaftler bald heraus, dass nicht die Bakteriengifte selbst, sondern deren Auswirkungen, die als Fieber messbar sind, zur Verkleinerung eines Tumors nach der Behandlung führen.

Die Erforschung des Immunsystems führte auch im Bereich der Fiebertherapie zu neuen Erkenntnissen. Es wurde nun angenommen, dass die Veränderungen, die das Fieber im Immunsystem hervorruft, auch Auswirkungen auf das Tumorwachstum haben.

Einige Ansätze der Fiebertherapie besitzen eine wissenschaftliche Grundlage. So regen die injizierten Bakteriengifte im Körper die Freisetzung verschiedener Substanzen an. Zu ihnen gehören etwa Interleukin und Tumornekrosefaktor, die Vermittler zwischen den Zellen sind. Sie veranlassen den Hypothalamus, der die Körpertemperatur reguliert, die Grundtemperatur herauf zu setzen. Dadurch entsteht Fieber.

Wird ein Bakterienprodukt in den Körper gespritzt, reagiert das Immunsystem ebenso wie auf einen Krankheitserreger. Diese Reaktionen können nachgewiesen werden. Sie dienen dazu, die Unversehrtheit des Organismus wiederherzustellen.

An der Entstehung von Krebs kann auch eine nicht ausreichende Abwehrfunktion des Immunsystems beteiligt sein. Durch eine stärkere Aktivierung, wie sie durch Fieber hervorgerufen wird, ist es denkbar, dass es zu einer

Überwindung der Krankheit kommt. Zudem wird davon ausgegangen, dass ein Zusammenhang zwischen Krebs und Fieber besteht. Menschen, die selten Fieber haben und kaum Kinderkrankheiten durchgemacht haben, besitzen ein größeres Risiko, eine bösartige Krankheit zu bekommen.

Die Wirkung der Fiebertherapie bei psychischen Erkrankungen kann wissenschaftlich erklärt werden. So stehen Depressionen beispielsweise im Zusammenhang mit einem Ungleichgewicht der Botenstoffe im Gehirn. Diese Botenstoffe werden durch Vermittlersubstanzen zwischen den Zellen, die, wie oben beschrieben, durch die Bakteriengifte vermehrt hervorgerufen werden, freigesetzt. Dadurch wird das Gleichgewicht der Botenstoffe wieder hergestellt.

Wie wird die Behandlung durchgeführt?

Diagnose

Vor der Anwendung der Fiebertherapie bei bösartigen Tumorerkrankungen ist eine Diagnose durch eine mikroskopische Untersuchung eine Gewebeprobe (Biopsie) notwendig. Zudem müssen vor der Behandlung Nieren und Leber auf ihre Funktionstüchtigkeit und das Herz auf seine Belastbarkeit geprüft werden.

Behandlung

Damit die Fiebertherapie wirksam ist, ist es notwendig, die Körpertemperatur auf 38,5 °C, besser noch auf übe 40,5 °C, zu bringen. Dazu wird ein verdünntes Bakterienprodukt injiziert. Dieses ist in Deutschland nicht als Fertigpräparat erhältlich, kann jedoch in Speziallabors hergestellt werden. Gegen eine ärztliche Verschreibung ist zudem auch ein japanisches Präparat in Apotheken erhältlich. Anstelle der Bakterienprodukte könne auch Pflanzenextrakte aus Mistel oder Thuja injiziert werden.

Etwa 15 bis 60 Minuten nach der Injektion setzt ein Schüttelfrost ein, der ca. 10 bis 45 Minuten anhält. Diese Phase wird oft als unangenehm empfunden. Um sie zu verkürzen ist es daher möglich, den Körper passiv zu erwärmen, z. B. mit einer Infrarot-Ganzkörperbestrahlung. Insgesamt hält die Fieberreaktion vier bis sechs Stunden an. Die Körpertemperatur kann danach noch zwei bis drei Tage lang schwanken. Ist die Fieberreaktion zu heftig oder es treten andere Probleme auf, muss das Bakterienprodukt bei der nächsten Injektion weiter verdünnt werden.

Das Bakterienprodukt wird in den ersten drei Wochen an fünf Tagen der Wochen injiziert. In den folgenden vier Monaten erfolgen drei Injektionen pro Woche. Anschließend folgt eine Injektion wöchentlich. Wird der Tumor konservativ behandelt, beträgt die Dauer der Fiebertherapie vier bis fünf Monate. Kann der Tumor nicht operativ entfernt werden, beträgt die Dauer der Behandlung vier bis zwölf Monate. Ist der Tumor von außen zugänglich, sollte zusätzlich einmal wöchentlich eine Injektion direkt in den Tumor erfolgen.

Da während der Behandlung die kontinuierliche Überwachung von Körpertemperatur, Blutdruck und Herzfrequenz notwendig sind, sollte die Fiebertherapie stationär oder teilstationär durchgeführt werden. Die Therapie kann vor, aber auch nach der Operation des Tumors begonnen werden. Zur Verringerung der belastenden Wirkungen von Chemo- und Strahlentherapie kann die Fiebertherapie begleitend eingesetzt werden.

Welche Ausbildung haben die Behandler?

Hauptsächlich wird die Fiebertherapie von naturheilkundlichen und anthroposophisch orientierten Kliniken eingesetzt. Aber auch Ärzte und Heilpraktiker gehören zu den Anwendern.

Da es sich um eine herkömmliche ärztliche Tätigkeit handelt, ist eine spezielle Ausbildung für die Anwendung der Fiebertherapie nicht notwendig. Interessierte können sich im Rahmen von Naturheilkongressen mit dem Verfahren vertraut machen.

Wofür wird die Behandlung angewendet?

Zu den Hauptanwendungsgebieten der Fiebertherapie gehören Tumorerkrankungen, insbesondere Weichteilsarkome und Lymphome. Durch die Behandlung sollen Metastasen seltener auftreten und Tumore, die nicht operiert werden können, so weit schrumpfen, dass eine Operation möglich ist.

Weitere Anwendungsmöglichkeiten sind Viruserkrankungen wie Herpes simplex und Gürtelrose, sowie Immunschwächekrankheiten. Auch bei chronischen Entzündungen des Magens, der Blase und der Prostata sowie Blutbildungsstörungen und Depressionen wird die Fiebertherapie angewendet. Erkrankungen, die mit einem geschwächten Immunsystem in Verbindung stehen wie Neurodermitis und Zellveränderungen am Gebärmutterhals und im Mund, die als Krebsvorstufen gelten, zählen ebenso zu den Anwendungsgebieten.

Wann darf die Behandlung nicht eingesetzt werden?

Bei Herz-Kreislauf-Schwäche, Herzinfarkt, Lungenembolie, hohem Blutdruck, schweren Leber- und Nierenfunktionsstörungen, gestörter Blutgerinnung und Magen-Darm-Geschwüren darf die Fiebertherapie nicht angewendet werden.

Auch bei Vorliegen einer akuten Infektion und während der Behandlung mit Kortison oder anderen Medikamenten, die die Immunreaktion hemmen, sollte die Fiebertherapie nicht eingesetzt werden.

Bei gleichzeitiger Einnahme von Beruhigungsmitteln des Benzodiazepin-Typs kann die Wirkung der Fiebertherapie abgeschwächt werden.

Die Fiebertherapie sollte bei Kindern unter 14 Jahren und bei älteren Menschen nur unter besonderer Vorsicht angewendet werden, da heftige Fieberreaktionen möglich sind. Während der Schwangerschaft ist von einem Einsatz der Fiebertherapie abzuraten.

Welche Nebenwirkungen können auftreten?

Nebenwirkungen, die auftreten können, sind Schmerzen am gesamten Körper, Kopf-, Muskel- und Gliederschmerzen, Muskelkrämpfe und ein Hitzegefühl im Tumorbereich. Zudem können Übelkeit, Erbrechen und Durchfall auftreten. Des Weiteren kann es zu Herz-Kreislauf-Problemen, Thrombosen, Lungenembolien und allergischen Reaktionen kommen.

Bei zu hoher Konzentration des Bakterienprodukts kann es zu einem lebensbedrohlichen Anstieg des Fiebers kommen.

Da starkes Fieber die Verkehrstüchtigkeit einschränken kann, sollten bei einer Anwendung keine Fahrzeuge gelenkt, keine Maschinen bedient und keine Arbeiten ohne sicheren Halt durchgeführt werden.

Ist die Methode wirksam?

Verschiedene Studien geben Hinweise auf die Wirksamkeit der Fiebertherapie bei Krebserkrankungen. Die therapeutische Wirksamkeit für die Anwendung bei anderen Erkrankungen ist nicht ausreichend dokumentiert. Da bei der Anwendung der Methode Risiken auftreten können, fällt die Nutzen-Risiko-Abwägung für Krebserkrankungen eher negativ aus. Die Fiebertherapie ist somit zur Behandlung von Krebserkrankungen „wenig geeignet".

Für alle anderen Krankheiten und Störungen fällt die Nutzen-Risiko-Abwägung eindeutig negativ aus. Die Fiebertherapie ist in diesen Fällen zur Behandlung „nicht geeignet".

Geistheilung

Die Geistheilung ist eine Methode der Alternativmedizin, bei Krankheiten durch besondere Energien oder Geisteskräfte behandelt oder gelindert werden sollen. Der Geistheiler bezieht hierbei seine Kraft aus dem Glauben an eine höhere Macht und dient als Mittler zwischen der diesseitigen und der jenseitigen Welt. Verwandte Verfahren sind etwa Handauflegen, Fernheilung, Gesundbeten, Channeling und Reiki.

Auf dem Pfad der Geschichte

Der Glaube an die heilende Kraft von Zaubersprüchen, magischen Praktiken, Kraftorten und Gegenständen kann bis in die Frühzeit der Medizingeschichte zurückverfolgt werden. Beispiele hierfür sind etwa der Asklepioskult im antiken Griechenland und der Heiligenkult und der Exorzismus im Mittelalter.

Eine neue Strömung des Spiritualismus entstand gegen Ende des 19. Jh. In Seancen wurden hier Gedankenübertragung und Fernheilung probiert. Auch kombinierten viele Heiler die spiritistischen Ansätze und kombinierten sie mit der frühen Form der Magnettherapie. Seit dem 20. Jh. berufen sich viele Geistheiler, analog zu physikalischen Entdeckungen, auf geheimnisvolle Strahlen und Kräfte. Teilweise bildeten sich um diese Heiler sektenähnliche Gemeinschaften.

In den 1960er Jahren entwickelte sich der sogenannte Neoschamanismus. Diese verbindet magische, naturphilosophische und religiöse Praktiken mit außereuropäischen Techniken. Heute werden zur Orientierungshilfe, Sinnsuche und als Mittel zur Veränderung alle Formen der Geistheilung angewendet.

Was steckt dahinter?

Das Konzept der Geistheilung beruht auf der Vorstellung, dass eine spezielle Kraft durch den Heiler auf den Patienten übertragen wird. Zudem wird angenommen, dass durch das richtige, magische Handeln Böses gebannt und

Krankheiten geheilt werden können. Die Geistheiler sehen sich selbst als Medien für den göttlichen Willen, eine höhere Macht oder eine kosmische Kraft. Außerdem berufen sich manche Geistheiler auch auf ihre eigenen parapsychologischen oder Psi-Kräfte, durch die sie allein mit der Kraft ihrer Gedanken Veränderungen in der materiellen Welt hervorrufen können.

Bei der Geistheilung wird das Böse und Krankmachende symbolisch entfernt. Dadurch, dass etwa eine Krise provoziert wird, soll der Patient in die Lage versetzt werden, aus der passiven Leidenshaltung in die aktive Bereitschaft zur Selbstheilung zu gelangen. Die dazu notwendig Bewusstseinserweiterung muss von dem Hilfesuchenden selbst ausgehen. Nur durch diesen individuellen Lernprozess kann die Geistheilung nach Meinung vieler Heiler funktionieren.

Gebet, Segen oder eine Heiligenstatue können in Verbindung mit mitfühlenden Angehörigen von Gläubigen als Trost empfunden werden. Dies kann zu einer Neuorientierung führen, auch wenn sie zu keiner Heilung führt. Im Vordergrund steht hierbei die Erlangung von Heil im religiösen Sinn.

Die Geistheilung stellt meist eine außergewöhnliche und beeindruckende Situation dar, die eine erhebliche Erwartungshaltung oder Erschütterung beim Patienten hervorruft. Gemeinsam mit der Zuwendung durch den Heiler kann sie einen Placebo-Effekt hervorrufen und zu einer Linderung der Erkrankung führen. Eine ebenso wichtige Rolle bei der Geistheilung spielen Spontanheilungen. Diese lassen sich darauf zurückführen, dass viele Beschwerden und Krankheiten von allein zurückgehen.

Für universelle, übernatürliche Energien und besondere Kräfte gibt es keinen wissenschaftlichen Nachweis. Auch dass magische Praktiken Kräfte aus dem Jenseits oder das Schicksal beeinflussen, konnte bisher nicht nachgewiesen werden. Das Konzept der Geistheilung ist aus wissenschaftlicher Sicht nicht plausibel.

Wie wird die Behandlung durchgeführt?

Diagnose

Meist besprechen die Heiler mit dem Patienten dessen Beschwerden und die konventionelle medizinische Diagnose. Nur wenige Geistheiler stellen selbst eine Diagnose, etwa indem sie den Körper des Patienten mit den Händen untersuchen. Sie schließen von der gespürten Wärme oder der erfühlten Energie auf Krankheitszustände oder eventuelle Energie-Blockaden. Manche Heiler stellen eine Diagnose anhand der Aura – mithilfe des sogenannten Aura-Readings.

Behandlung

Die Geistheilung findet entweder im Liegen oder im Sitzen statt. Der Heiler legt seine Hände auf die vermuteten kranken Körperstellen des Patienten oder streicht in geringem Abstand über die schmerzenden Körperpartien. Durch Konzentration versucht der Geistheiler eine höhere Kraft auf den Patienten zu übertragen.

Die Streichungen können auch durch Gegenstände wie etwa Steine oder Magneten durchgeführt werden. Manche Geistheiler geben dem Patienten zusätzlich rituell gereinigtes Wasser und selbst hergestellte Mittel zum Einnehmen oder Einreiben. Oft wird zu mehreren Wiederholungen der Behandlung geraten.

Welche Ausbildung haben die Behandler?

Eine Ausbildung für Geistheiler gibt es nicht. Sie stammen aus allen Bevölkerungsschichten und Berufsgruppen und haben oft durch einen Schock, eine schwere Krankheit oder besondere Erlebnisse ihre Heilkraft entdeckt.

In Deutschland sind viele Heiler im Dachverband für geistiges Heilen (DGH) zusammengeschlossen. Dieser gibt Statuten für verantwortungsvolles Handeln und Richtlinien für die Anerkennung als Heiler vor.

Zur Behandlung von Krankheiten benötigen Geistheiler eine Zulassung als Arzt oder Heilpraktiker.

Wofür wird die Behandlung angewendet?

Die Geistheilung kennt keine Anwendungsbereiche im medizinischen Sinn. Oft wird nur angegeben, dass die Heiler das Wohlbefinden seiner Kunden und deren Selbstheilungskräfte unterstützen möchte. Trotzdem kann es vorkommen, dass Heilversprechen zu verschiedenen Krankheiten gemacht werden. Besonders an Menschen mit emotionalen Problemen, chronischen Schmerzen und lebensbedrohlichen Krankheiten richten sich diese Versprechen.

Wann darf die Behandlung nicht eingesetzt werden?

Die Geistheilung sollte besonders bei psychischen Erkrankungen nicht eingesetzt werden, da es zu einem erneuten Krankheitsausbruch kommen kann.

Welche Nebenwirkungen können auftreten?

Da viele Geistheiler kaum medizinische Kenntnisse haben, können Krankheiten nicht erkannt werden und eine notwendige Behandlung nicht oder zu spät eingeleitet werden. Außerdem ist es möglich, dass sich die Symptome der zu behandelnden Krankheit verschlechtern können.

Ist die Methode wirksam?

Zwar können bei der Geistheilung Placebo-Effekte auftreten, insgesamt konnte eine therapeutische Wirksamkeit bei keiner Erkrankung und für keine Therapieform nachgewiesen werden. Risiken treten selten auf, trotzdem fällt die Risiko-Nutzen-Abwägung negativ aus. Die Geistheilung ist somit zur Behandlung von Erkrankungen „nicht geeignet".

Homöopathie

Die Homöopathie (griech. ähnliches Leiden) ist ein Verfahren der Alternativmedizin. Hierbei werden Krankheiten mit Arzneimitteln behandelt, die bei gesunden Menschen ähnliche Beschwerden und Symptome hervorrufen wie die zu behandelnde Krankheit.

Auf dem Pfad der Geschichte

Entwickelt wurde die Homöopathie von dem deutschen Arzt Samuel Hahnemann (1755-1843). Dieser stand der zeitgenössischen Behandlung von Erkrankungen kritisch gegenüber und empfand die Wahl der Medikamente und Behandlungsmethoden als willkürlich. Er widmete sich daraufhin chemischen Studien und studierte medizinische Bücher. In einem Selbstversuch mit dem Malariamittel Chinarinde entdeckte er, dass diese malariaähnliche Symptome bei ihm auslöste. Weitere Selbstversuche und Versuche an Familienmitgliedern und Freunde folgten. Aus seinen Beobachtungen entwickelte Hahnemann seine Theorie, dass Ähnliches durch Ähnliches geheilt wird.

Zunächst war die Homöopathie hauptsächlich in Deutschland und Frankreich verbreitet. Etwa 1900 erlebte sie in den USA ihre Blütezeit, das Interesse ebbte jedoch bald ab. Heute wird die Homöopathie vor allem in Europa, Indien und Teilen Lateinamerikas angewendet.

Mittlerweile haben sich verschiedene Richtungen der Homöopathie etabliert, die sich in der Vorstellung von Krankheitsursachen, Art der Diagnose und Art der Behandlung unterscheiden:

Klassische Homöopathie

Die klassische Homöopathie arbeitet nach den Regeln, die von Hahnemann vorgegeben wurden. Behandelt wird hier nicht eine definierte Erkrankung, sondern die „verstimmte Lebenskraft" des Patienten. Diese äußert sich etwa in Stimmung und körperlichen Empfindungen, die für den individuellen Menschen in bestimmten Situationen auftreten. Die Behandlung erfolgt über einen längeren Zeitraum mit nur einem homöopathischen Mittel. Dieses besitzt eine hohe Potenzierung und wird nur selten verabreicht.

Organotrope Homöopathie

Die Organotrope Homöopathie wird häufig bei akuten Organerkrankungen angewendet. Diese werden in der Regel auf konventionelle Weise diagnostiziert. Bei dieser Methode ist die Behandlung weniger individualisiert und umfasst nur selten chronische Erkrankungen. Die Auswahl der Medikamente erfolgt über die Ähnlichkeit der erkrankten Organe und den Beschreibungen der homöopathischen Mittel. Hierbei handelt es sich meist um Tiefenpotenzen, die mehrmals täglich eingenommen werden. Diese Form der Homöopathie wird auch als Selbstbehandlung empfohlen.

Komplexmittel-Homöopathie

Bei der Komplexmittel-Homöopathie werden fixe Kombinationen mehrerer Einzelmittel eingesetzt. Diese sind meist niedrig potenziert und ihre Potenzstufen können gleich, aber auch unterschiedlich sein. Im Gegensatz zu den Einzelmitteln benennen Komplexmittel oft konkrete Anwendungsgebiete.

Was steckt dahinter?

Das Konzept der Homöopathie beruht auf Hahnemanns Ähnlichkeitsregel. Diese besagt, dass Ähnliches mit Ähnlichem geheilt werden kann. Demnach erfolgt die Wahl des geeigneten Heilmittels nach seinem Arzneimittelbild, das den Symptomen und Beschwerden der zu behandelnden Krankheit möglichst ähnlich ist. Dieses Arzneimittelbild ist für jedes Medikament unterschiedlich und wird in einer speziellen Prüfung ermittelt. Hierbei nehmen möglichst viele gesunde Menschen die stark verdünnte Prüfsubstanz ein und beschreiben anschließend ihre Beschwerden, Symptome und Befindlichkeiten.

Das starke Verdünnen der Arzneimittel nannte Hahnemann Dynamisieren. Die erhaltenen Lösungen nannte er Potenzen, da er der Meinung war, dass durch dieses Verschütteln ihre Wirksamkeit noch verstärkt wird. Eine obere Grenze für die Wirksamkeit der Mittel gibt es nach Meinung der Homöopathen nicht. Zudem geht die Homöopathie davon aus, dass die Auswahl des richtigen Mittels wichtiger ist als deren Dosierung. So sollen die Hochpotenzen eine besonders lang anhaltende und tiefe Wirkung besitzen.

Die Wirkung der Homöopathie wird damit erklärt, dass sich zwei Krankheiten, die die gleichen Symptome aber unterschiedliche Ursachen besitzen, gegeneinander aufheben. Durch die Wahl des richtigen Heilmittels wird eine zweite Erkrankung hervorgerufen, die die erste Erkrankung auslöscht. Später wurde versucht, die Wirkung der Hochpotenzen mit naturwissenschaftlichen Mitteln zu begründen. Demnach wird bei dem Verschütteln dem Arzneistoff und dem Lösungsmittel Energie zugeführt. Es findet eine Übertragung der Informationen des Arzneistoffs auf das Lösungsmittel statt. Dieses hält die Informationen fest, vervielfältigt und verstärkt sie.

Hahnemann sah Krankheiten als Ausdruck chronischen Krankseins, dessen Ursache ein Urübel sei. Dieses unterteilte er in drei Krankheitstypen, die Miasmen (griech. etwas Beschmutztes, Beflecktes). Die Miasmen beginnen zunächst mit Hautveränderungen, zu denen funktionelle Störungen hinzukommen und schließlich bricht eine ernste Krankheit aus.

Das Konzept ist wissenschaftlich nicht plausibel. Die Grundlagen des Ähnlichkeitsprinzips sind vielfach kritisiert worden, da Hahnemanns Beobachtungen bei seinen Versuchen bisher nicht reproduziert werden konnten. Zudem fand keine Placebokontrolle statt. Die Prüfer testeten die Mittel häufig an sich selbst und meist war ihnen das zu testende Mittel bekannt. Sie konnten daher die für sie passenden Symptome herausfiltern.

Die von der Homöopathie genannten Ursachen für Erkrankungen entsprechen nicht dem heutigen Wissensstand.

Die Wirksamkeit der Homöopathie bei Tiefpotenzen kann auf die enthaltenen Wirkstoffe der Ausgangssubstanzen zurückgeführt. Hochpotenzen sind jedoch so stark verdünnt, dass kein Molekül des Ausgangsstoffs mehr enthalten ist. Eine Wirkung ist bei ihnen somit ausgeschlossen. Auch eine Übertragung der Informationen durch das Lösungsmittel konnte wissenschaftlich nicht bestätigt werden.

Als Heilmittel gelten in der Homöopathie nur die Ausgangssubstanzen. Den Substanzen, die nach dem Verschütteln im Arzneimittel enthalten sind, wird keine Heilwirkung zugesprochen. Ebenso sind Substanzen nur als Homöopathikum wirksam und nicht als Nahrungszusatz, wie beispielsweise Kochsalz.

Wie wird die Behandlung durchgeführt?

Diagnose

Grundlage der organotropen und der Komplexmittel-Homöopathie ist eine konventionelle Diagnose. Bei der klassischen Homöopathie hingengen wird die Diagnose anhand des individuellen Krankheitsbildes erstellt. Diese beinhaltet unter Anderem die Beschwerden des Patienten, dessen körperlichen und seelischen Merkmale, seine Neigungen und Interessen, sowie Krankengeschichte der Familie und persönliche Lebenssituation. Das Empfinden und Erleben des Patienten spielt dabei eine größere Rolle als beispielsweise Laborergebnisse.

Behandlung

Die Behandlung erfolgt mit den sogenannten Homöopathika, die als Tropfen, Streukügelchen (Globuli), Tabletten, Salben und Injektionslösungen angewendet werden. Diese entstehen aus konzentrierten Ursubstanzen, die nach Vorschrift des homöopathischen Arzneimittelbuches verdünnt werden. Es gibt die Verdünnungen „D" (Dezimalpotenz), „C" (Centesimalpotenz) und „Q" bzw. „LM" (50000). Alle Homöopathika sind apothekenpflichtig.

In der klassischen Homöopathie wird das zur Behandlung geeignete Medikament anhand des erstellten Krankheitsbildes ausgewählt. Die Angaben, wann, wie oft und wie lange der Patient das Mittel einnehmen soll, sind genau auf seine Person abgestimmt. In regelmäßigen Abständen finden Kontrollen statt. Aufgrund der Annahme, dass die meisten Krankheiten chronisch sind, ist eine relativ lange Behandlungsdauer nicht ungewöhnlich. In dieser Zeit können mehrmals die verordneten Mittel gewechselt werden. Diese werden umso seltener eingenommen, je stärker sie verschüttelt wurden. Während der Behandlung soll auf Gewürze, Koffein, Alkohol, Nikotin verzichtet werden. Ätherische Öle, Kampfer und Lösungsmittel, aber auch alle konventionellen Medikamente, Röntgenstrahlen und Betäubungen sollen die Wirkung der Homöopathika beeinträchtigen.

In der organotropen Homöopathie werden die Mittel in erster Linie nach der Ähnlichkeitsregel ausgewählt, während in der Komplexmittel-Homöopathie die Mittel entsprechend der gestellten Diagnose angewendet werden.

Selbstbehandlung

Zur Selbstbehandlung bieten sich vor allem die organotrope und die Komplexmittel-Homöopathie an, da bei ihnen keine spezielle homöopathische Diagnose notwendig ist. Mithilfe von Nachschlagewerke und Computerprogrammen können die Krankheitssymptome den entsprechenden Medikamenten zugeordnet werden.

Welche Ausbildung haben die Behandler?

Ärzte lernen während ihres Studiums etwas über Homöopathie. Um die Zusatzbezeichnung „Homöopathie" tragen zu können, müssen sie die Anforderungen der Bundesärztekammer erfüllen. Diese umfassen eine theoretische und praktische Beschäftigung mit der Homöopathie für mindestens 1½ Jahre. Auch eine halbjährige Weiterbildung an einem homöopathisch arbeitenden Krankenhaus ist möglich. Kontinuierliche Fortbildung und die Teilnahme an verschiedenen Kursen sind außerdem verpflichtend.

Heilpraktiker können die Homöopathie ohne entsprechenden Nachweis anbieten. Heilpraktikerschulen bieten jedoch eine 3-jährige Ausbildung mit umfangreichen Inhalten an.

Wofür wird die Behandlung angewendet?

Die Anwendungsgebiete der Homöopathie sind Funktionsstörungen, chronische Erkrankungen, Allergien, Abwehrschwäche und psychosomatische Erkrankungen. Hier soll sie die gestörten Funktionen wieder ins Gleichgewicht bringen. Auch bei weiteren Erkrankungen kann die Homöopathie begleitend oder unterstützend angewendet werden. Ausnahmen bilden irreparabel angegriffene Gewebe und zerstörte Organe. Diese kann auch die Homöopathie nicht heilen.

Wann darf die Behandlung nicht eingesetzt werden?

Für die Tiefenpotenzen gelten die gleichen Gegenanzeigen wie für die enthaltenen Inhaltsstoffe an sich. Ebenso können die gleichen Wechselwirkungen für Tiefenpotenzen und konventionelle Medikamente auftreten wie für die enthaltenen Inhaltsstoffe an sich. Hierzu sollte der behandelnde Arzt oder Heilpraktiker befragt werden.

Da fast alle Homöopathika, außer Globuli und Tabletten, Alkohol enthalten, dürfen sie nicht von Personen mit Alkoholproblemen angewendet werden. Ebenso ist von einer Anwendung bei Lebererkrankungen oder Anfallleiden abzuraten. Auch bei Kindern unter 14 Jahren und während der Schwangerschaft und Stillzeit sollten diese Mittel nicht eingesetzt werden. Der enthaltene Alkohol kann zudem die Wirkung vieler Arzneimittel (beispielsweise Schlaf- und Beruhigungsmittel, Psychopharmaka, starke Schmerzmittel und Mittel bei zu hohem Blutdruck) verstärken.

Für Kinder unter 14 Jahren, für ältere Menschen sowie für Schwangerschaft und Stillzeit gelten für Tiefenpotenzen die gleichen Einschränkungen und Vorsichtsmaßnahmen wie für die entsprechenden Inhaltsstoffe.

Tiefenpotenzen von Homöopathika können sich auf die Verkehrstüchtigkeit auswirken. Der behandelnde Arzt oder Heilpraktiker kann Auskunft darüber geben.

Welche Nebenwirkungen können auftreten?

Während der Behandlung können die Beschwerden zunächst verstärkt werden. Dieser Effekt wird „Erstverschlimmerung" genannt und ist für Homöopathen ein Zeichen für den Erfolg der Behandlung. Sie birgt jedoch das Risiko, dass sich eine Verschlechterung des Zustands nicht rechtzeitig bemerkt wird.

Die in der Homöopathie eingesetzten Gifte wie Arsen, Blei, Kadmium und Quecksilber können chronische Vergiftungen hervorrufen, wenn sie über einen längeren Zeitraum in niedrigen Verdünnungen eingenommen werden. Ebenso können die eingesetzten Giftpflanzen bei falscher Dosierung zu Vergiftungen führen. Einige, der verwendeten Substanzen, können das Erbgut schädigen und zur Entstehung von Krebs beitragen.

Bis D8 können Homöopathika Allergien auslösen.

Tierische Substanzen werden meist nicht sterilisiert, da dies die Arzneimittelbilder verändern würden. Homöopathika, die diese enthalten können deshalb Erreger für Infektionskrankheiten enthalten.

Vertreter der Homöopathie sprechen sich meist gegen Impfungen aus. Damit ist bei Kindern der Schutz vor lebensbedrohlichen Krankheiten nicht gegeben. Eine sogenannte homöopathische Impfung bietet nicht den Schutz vor diesen Krankheiten.

Einige Homöopathen raten dazu, die Dosierung konventioneller Medikamente zu verringern, oder sie ganz abzusetzen. Dies kann zu beträchtlichen gesundheitlichen Risiken führen.

Ist die Methode wirksam?

Für folgende Erkrankungen gibt es Hinweise auf eine Wirksamkeit der homöopathischen Behandlung: Allergien, Arthrose, chronisches Asthma, begleitende Behandlung zu Strahlen- und Chemotherapie bei Krebserkrankungen, Blasenentzündungen, Brustschmerzen, Durchfall, Einrisse am Enddarm, Weichteilrheumatismus, funktionelle Störungen im Gallengangsystem, Geburtsschmerzen, Gelenkerguss, Grippe, Hauterkrankungen, Heuschnupfen, Infektionen der oberen Luftwege, Magenschleimhautentzündung ,Migräne, Muskelkater, Muskelkrämpfe, Neuralgie, prämenstruelles Syndrom, Reizdarm, rheumatische Erkrankungen, Scheidenausfluss, Schlaganfall, Schmerzen, Seekrankheit, Sprachstörungen, Verletzungen, Wechseljahrsbeschwerden und Zerrungen. Werden Hochpotenzen verwendet, ist das Risiko gering. Dennoch fällt die Risiko-Nutzen-Abwägung aufgrund der mangelhaften Wirksamkeitsbelege negativ aus. Für die Behandlung der genannten Anwendungsgebiete ist die Homöopathie somit „wenig geeignet".

Die Homöopathie ist als allgemeines Behandlungskonzept zur Therapie von Erkrankungen „nicht geeignet".

Hypnose

Die Hypnose (griech. „hypnos" Schlaf) ist ein Verfahren zur Erzeugung hypnotischer Trance. Diese ist durch entspannte Wachsamkeit geprägt, in dem die Ansprechbarkeit des Unbewussten und die Konzentration erhöht, sowie die Kritikfähigkeit des Bewusstseins reduziert sind.

Auf dem Pfad der Geschichte

Die Hypnose wurde vermutlich im zweiten Jahrtausend v. Chr. zufällig bei meditativen und kultischen Handlungen mit religiösen Hintergrund entdeckt. Wahrscheinlich entwickelte sie sich aus den massenpsychologischen Manipulationen religiöser und kultischer Riten sowie den selbstmeditativen Erfahrungen von Priestern, Heilern und Schamanen.

Wiederentdeckt wurde die Hypnose 1770 von Franz Anton Mesmer (1734-1815). Dieser experimentierte mit Magneten. Den Effekt, den er dabei beobachtete, nannte er „Magnetismus animalis", da er ihn den Magneten und nicht der Hypnose zuschrieb.

Im 19. Jh. wurde die Hypnose von schottischen und englischen Ärzten verwendet, um Operationen erträglicher zu machen. Ebenso experimentierten Psychiater, darunter auch Sigmund Freud, mit dem Verfahren.

Nach dem Ende des zweiten Weltkrieges wurden Soldaten mit Hypnose behandelt. Auf diese Weise sollten sie die psychischen Folgen der Kriegserlebnisse besser verarbeiten können. Die erreichten Ergebnisse führten dazu, dass besonders in den USA das Verfahren intensiver erforscht wurde. Der amerikanische Psychiater und Psychotherapeut Milton H. Erickson (1901-1980) entwickelte vielfältige Vorgehensweisen und Einsatzmöglichkeiten der Hypnose in der Psychotherapie.

Mittlerweile wird die Hypnose auch vermehrt in der Medizin zur Schmerztherapie und zur Operationsvorbereitung und -nachbehandlung eingesetzt.

Was steckt dahinter?

Früher wurde angenommen, dass die Hypnose eine Form des Tiefschlafs oder ein psychischer Ausnahmezustand ist. In Experimenten und praktischen Anwendungen wurde festgestellt, dass es sich hierbei jedoch um einen veränderten Bewusstseinszustand handelt.

Als Erklärung für die hypnotische Trance dient das soziobiologische Modell. Dieses besagt, dass sich während der Hypnose das Kontrollsystem des Körpers verändert. Der Verstand wird in diesem Zustand zurückgenommen und die Logik und Vernunft zugunsten der Emotionalität reduziert. Ebenso ist das Bewusstsein eingeengt und Zusammenhänge werden neu erfasst. In gleichem Maße werden jedoch Erinnerung und Konzentration gesteigert.

Bei der Hypnose spielt auch der soziale Kontakt zwischen Hypnotiseur und Patient eine wichtige Rolle. Ob jemand gut auf die Hypnose anspricht, hängt von der Beziehung zwischen Arzt oder Psychotherapeut ebenso ab, wie von der Übereinstimmung beider und dem gegenseitigen Vertrauen. Erst wenn dies gegeben ist, kann der Patient eine ursprünglich-flexible Lernhaltung einnehmen. Er ist eher bereit, glaubwürdige Fremdsuggestionen (lat. suggere „jemanden etwas einflüstern") aufzunehmen und in Autosuggestion umzusetzen. Die vorhandenen inneren Ressourcen können so aktiviert und nutzbar gemacht werden.

Die Wirkung der Hypnose selbst ist noch nicht genau geklärt und verschiedene Theorien versuchen den Vorgang zu erklären. Eine besagt beispielsweise, dass während der Hypnose die linke, analytische Gehirnhälfte ihren Einfluss verliert. Sie überlässt damit der rechten, kreativen und emotionalen Gehirnhälfte die Führung.

Der hypnotische Zustand hingegen ist gut untersucht. Es ist bekannt, dass das Bewusstsein in der Trance reduziert und nach innen gerichtet ist. Gleichzeitig ist die Vorstellungskraft aktiviert und alles andere um den Hypnotisierten ausgeblendet. Er ist dadurch passiv zur Aufnahme und Hingabe bereit und ist empfänglicher für Suggestionen, etwa durch Arzt oder Therapeut.

Bei Hypnotisierten sind Sinneswahrnehmungen und Zeitempfinden verändert. So erleben sie sich z. B. hellwach. Auch sind gewohnte Einstellungs-, Gefühls- und Denkschemata weniger deutlich, wodurch kreatives Denken möglich wird. Details aus Traumerinnerungen werden hierbei abgetrennt und fehlende Erfahrungen hinzu fantasiert. Diese Muster können von Therapeuten in Einzelelemente eingeteilt werden, die vom Patienten zu einer neuen Einstellung zusammengefügt werden können. Die Hypnotherapie ist auf dieser Grundlage wissenschaftlich plausibel.

Während der hypnotischen Trance treten zudem körperliche Veränderungen auf, die mit bildgebenden Verfahren gemessen werden können. Diese sind etwa die Verlangsamung von Atmung, Pulsschlag, Herzfrequenz und Stoffwechsel. Zudem sinkt auch der Blutdruck und die Reizweiterleitung der Nerven nimmt ab.

Wie wird die Behandlung durchgeführt?

Diagnose

Wird die Hypnose im Rahmen der Hypnotherapie eingesetzt, erfolgt zunächst eine gründliche körperliche und seelische Untersuchung. Außerdem wird die Krankengeschichte erhoben.

Behandlung

Die Hypnose wird üblicherweise in Einzelsitzungen durchgeführt. Ein vertrauensvolles Gespräch und Informationen über die Hypnose bilden die Grundlage. Dadurch sollen eventuell bestehende Ängste vor der Behandlung abgebaut werden. Anschließend werden die Themen besprochen, die während der Hypnose behandelt werden sollen.

Die Behandlung findet in einer abgeschirmten, Ruhe ausstrahlenden Umgebung statt. Währenddessen kann der Patient bequem liegen oder sitzen. Der Hypnotiseur hat verschiedene Mittel, die Hypnose einzuleiten. Er kann beispielsweise mit ruhiger, gleichmäßiger Stimme sprechen. Ebenso kann er den

Patienten auffordern, in ein Licht zu schauen oder einen Gegenstand zu fixieren.

Ob der Patient den hypnotischen Zustand erreicht hat, kann der Arzt oder Therapeut beispielsweise überprüfen, indem er ihn auffordert, einen Arm zu heben. Geschieht dies ohne willentliche Anstrengung, befindet sich der Patient im Trancezustand. Der Hypnotiseur spricht daraufhin das zu behandelnde Problem an und stellt Fragen, um die Ursachen zu ergründen. Dafür stehen ihm verschiedene Methoden zur Verfügung. Beispielsweise können gezielt heilsame, formelhafte Sätze im Unterbewusstsein verankert werden. Häufiger werden jedoch Bilder verwendet, da sie in Trance verstanden werden, vom Wachbewusstsein jedoch nicht entschlüsselt werden können.

Der hypnotische Zustand wird am Ende jeder Sitzung mit gezielter Anleitung gelöst. Dies geschieht beispielsweise durch die Aufforderung, die Augenlider zu heben und sich frisch und aktiv zu fühlen.

Eine Hypnose-Sitzung dauert in der Regel 30 – 90 Minuten. Wird die Behandlung zu therapeutischen Zwecken eingesetzt, werden 10 – 20 Sitzungen, jeweils einmal wöchentlich durchgeführt. Zur Operationsvorbereitung sind 1 bis 2 Sitzungen ausreichend.

Selbstbehandlung

Es ist möglich, das während der Hypnose Erreichte durch Autosuggestion zu festigen. Dazu besprechen Hypnotiseur und Patient, welche Herausforderung Gegenstand der Übung sein soll und welches Ziel erreicht werden soll. Wenn der Patient sich in einem entspannten Zustand befindet, begibt er sich in seiner Vorstellung an einen ruhigen, wohltuenden Ort. Schließlich visualisiert er, wie er das gewünschte Verhalten an diesem Ort ausführt. Diese Übungen werden regelmäßig wiederholt und im Alltag genutzt.

Welche Ausbildung haben die Behandler?

Ärztliche Fachgesellschaften bieten eine Ausbildung in der Methode für Ärzte, Zahnärzte, Psychologen und Psychotherapeuten an. Diese umfasst mindestens 200 Stunden und erfolgt unter Supervision. Auch viele Heilpraktikerschulen bieten Kurse in Hypnose an.

Wofür wird die Behandlung angewendet?

Die Hypnose wird bei vielen körperlichen, psychosomatischen und psychischen Störungen unterstützend zu anderen Therapien, aber auch als alleiniges Verfahren eingesetzt.

Zu den Anwendungsgebieten im Bereich der körperlichen Störungen gehören akute Schmerzen, z. B. bei Zahnbehandlungen, Geburtshilfe und Operationsvor- und -nachbehandlung. Ebenso kann sie bei Asthma, chronischen Schmerzen, Migräne und Spannungskopfschmerzen, hohem Blutdruck, Herpes, Heuschnupfen, Reizdarm, Morbus Crohn, Magen-Darm-Geschwüren, Neurodermitis, bei Tumorerkrankungen, Übelkeit durch Chemotherapie oder in der Schwangerschaft, Warzen, schweren Durchblutungs- und Gedächtnisstörungen sowie zur Blutstillung, Rehabilitation nach Gehirnverletzungen und Wundheilung angewendet werden.

Die Anwendungsbereiche in der Psychotherapie sind Ängste, reaktive Depressionen, Minderwertigkeitsgefühle und sexuelle Funktionsstörungen, Persönlichkeitsstörungen, Phobien, Schlafstörungen, Unruhe, Zwänge sowie Verhaltensprobleme wie Nägelkauen, Bettnässen, Stottern, Rauchen, Übergewicht und Leistungsblockaden.

Ein weiterer Anwendungsbereich ist das Sporttraining. Hier soll die Hypnose die Konzentration und die Leistung steigern, Stress abbauen sowie Leistungswillen und Durchsetzungsvermögen stärken.

Wann darf die Behandlung nicht eingesetzt werden?

Die Hypnose sollte bei Menschen mit Psychosen und Wahnvorstellungen, Persönlichkeitsstörungen, diffusen Ängsten und Epilepsie nicht angewendet werden. Auch bei Menschen, die zu Hysterie neigen, ist von einem Einsatz der Methode abzuraten.

Nach sexuellen Übergriffen, bei Erkrankungen, die eine medizinische Behandlung bedürfen, sowie bei mangelnder Bereitschaft zur Therapie kann sich die Hypnose negativ auswirken. Bei Personen mit hochgradigen Intelligenzdefiziten oder Gehirnabbau durch Alkohol oder Krankheiten sowie bei Personen mit Depressionen unbekannter Ursache sollte die Hypnose nicht eingesetzt werden.

Bei Kindern unter 5 Jahren sollte Hypnose nicht eingesetzt werden.

Nach der Hypnose kann Müdigkeit auftreten. In diesem Fall sollte kein Fahrzeug gelenkt, keine Maschinen bedient und keine Arbeiten ohne sicheren Halt durchgeführt werden.

Welche Nebenwirkungen können auftreten?

Bei der richtigen Durchführung der Hypnose bestehen keine Risiken. Es ist jedoch möglich, dass der Patient nicht zwischen Fantasiebildern und Erinnerungen unterscheiden kann. Wird ihm die Echtheit der Fantasiebilder suggeriert, wie etwa bei der Reinkarnationstherapie, können seelische Probleme verstärkt werden.

Bei einem abrupten Abbruch der Hypnose können vorübergehend Schwindel, Kopfschmerzen, Müdigkeit, Benommenheit und Konzentrationsstörungen auftreten. In seltenen Fällen kann es auch zu Angst, Unruhe und Depressionen kommen. Ebenso können Störungen des Willens und des Bewusstseins sowie Kreislaufkollaps auftreten.

Ist die Methode wirksam?

Für psychische Störungen, wie Ängste, Schlafstörungen, Schlangenphobie, dissoziative Störungen und Somatisierungsstörungen sowie für Reizdarm, Reizmagen, Geburtsschmerzen, Operationsschmerzen, chronische Krebsschmerzen und Tinnitus ist die Wirksamkeit der Hypnose belegt. Auch für die Wirksamkeit der Hypnotherapie bei Abhängigkeiten und Missbrauch gibt es wissenschaftliche Belege. Bei hohem Blutdruck, Übergewicht und Zwölffingerdarmgeschwüren ist sie ebenfalls wirksam. Ebenso kann sie erfolgreich zur Leistungssteigerung im Sport eingesetzt werden. Die Nutzen-Risiko-Abwägung fällt positiv aus. Somit ist die Hypnose für diese Krankheiten und Störungen sowie zur sportlichen Leistungssteigerung „geeignet".

Für die Wirksamkeit bei Asthma sowie die alleinige Behandlung von Übergewicht und kindlicher Migräne gibt es keine überzeugenden Nachweise. Die Abwägung von Nutzen und Risiko für diese Anwendungsgebiete fällt daher eher negativ aus. Die Hypnose ist daher nur „wenig geeignet".

Die Wirksamkeit bei akuten Schmerzen, Raucherentwöhnung und Schwangerschaftserbrechen ist nicht wissenschaftlich belegt. Folglich fällt die Nutzen-Risiko-Abwägung negativ aus und die Hypnose ist zur Behandlung dieser Krankheiten „nicht geeignet".

Kinesiologie

Die Kinesiologie (griech. kinesis = Bewegung, logos = Wort/ Lehre) ist ein diagnostisches und therapeutisches Verfahren der Alternativmedizin. Sie beruht auf speziellen Muskeltests, mit denen Störungen im Körper erkannt und geeignete Medikamente gefunden werden.

Auf dem Pfad der Geschichte

Die Methode der Kinesiologie wurde in den 1960er Jahren von dem US-amerikanischen Chiropraktiker George Goodheart (1918 – 2008) entwickelt. Dieser war der Ansicht, dass die Kraft eines Muskels Aussagen über Krankheiten von Organen zulässt, da sie über sogenannte Meridiane miteinander verbunden sind. Das Buch „Der Körper lügt nicht" von John Diamond aus dem Jahr 1979 machte die Methode bekannt. Der Buchtitel wurde zum Motto des Verfahrens.

Schüler Goodhearts entwickelten das Verfahren der Kinesiologie weiter und es bildeten sich verschieden Varianten der ursprünglichen angewandten Kinesiologie heraus. Diese sind etwa Touch for Health, eine Art des Handauflegens, nach John Thie, sowie Edu-Kinestetik und Brain-Gym, beides gymnastische Übungen für Kinder, nach Paul E. Dennison. Des Weiteren wurden psychologische Programme, sowie eine Reihe weiterer Methoden zur psychologischen und psychotherapeutischen Behandlung entwickelt. Zu ihnen gehören etwa die integrative Kinesiologie (IK), behavioral kinesiology (BK) und transpersonal kinesiology.

Was steckt dahinter?

Kinesiologie

Das Konzept der Kinesiologie beruht auf der Vorstellung, dass die Muskelstärke mit bestimmten Organen, der Psyche und den Emotionen im Zusammenhang steht. Eine Krankheit, Unverträglichkeit gegen bestimmte Lebensmittel oder Stressfaktoren, aber auch belastende Gedanken, seelischer Stress und ein gestörter Energiefluss, schwächen wichtige Muskelgruppen. Somit ist das Verfahren auch mit der Vorstellung der traditionellen chinesischen Medizin verknüpft. Diese spricht von einer im Körper kreisenden Energie und den auf den Meridianen liegenden Akupunkturpunkten. Kann diese Energie ungehindert fließen, befindet sich der Organismus in körperlicher und seelischer Harmonie. Das untersuchte Organ ist somit gesund und der zugehörige Muskel stark.

Kinesiologische Bewegungspädagogik

Die Vorstellung von den Energie- und Muskelblockaden wurde auch auf Lernschwierigkeiten bei Kindern übertragen und ein entsprechendes pädagogisches System, die Edu-Kinestetik, entwickelt. Dieses beruht auf der Annahme, dass Konzentrationsschwächen und Lernprobleme mit einer gestörten Zusammenarbeit beider Gehirnhälften und einem unausgewogenen Körpergefühl zusammenhängen. Durch Muskeltests können diese Störungen erkannt und mittels Körpertraining und Fingerdruckmassagen bestimmter Akupunkturpunkte behandelt werden.

Psychologische Kinesiologie

Die aus der Kinesiologie und Edu-Kinestetik entwickelten psychotherapeutisch orientieren Programme sollen mit dem Muskeltest unbewusste Steuerungsmechanismen der Emotionen entdecken. Durch Meditation und Gespräche werden diese beeinflusst.

Der in der Kinesiologie angewandte Muskeltest beruht auf keiner wissenschaftlichen Grundlage, da er rein subjektiv ist und durch die Erwartungen des Anwenders manipuliert werden kann. Zudem hängt die wechselnde Muskelspannung von der Stimmungslage und der suggestiven Beziehung zwischen Anwender und Patient ab. Der Test und seine Interpretation sind nicht standardisiert. Auch die Vorstellungen, dass Lebensmittelunverträglichkeiten oder Medikamente die Muskelkraft beeinflussen, und die Konzepte über Lern- und Entwicklungsstörungen widersprechen den naturwissenschaftlichen Erkenntnissen. Somit sind die Muskeltest nicht dazu geeignet, Unbewusstes aufzudecken und psychische Störungen oder Probleme zu diagnostizieren oder zu behandeln. In wissenschaftlichen Untersuchungen konnten die Ergebnisse der Kinesiologie nicht reproduziert werden. Sie spiegeln lediglich unbelegte Vermutungen der Anwender wider.

Wie wird die Behandlung durchgeführt?

Diagnose

Die Diagnose wird mit Hilfe des Muskeltests gestellt. Bei diesem steht, sitzt oder liegt der Patient und hat einen Arm angehoben oder ein Bein angewinkelt, mit dem er Druck gegen den Widerstand der Hand des Anwenders ausübt. Während der Anspannung der Muskeln legt der Anwender seine andere Hand auf die Hauptregion des zu untersuchenden Organs. Hält der Muskel dem Druck stand, ist das Organ gesund. Gibt der Muskel nach, ist es in seiner Funktion eingeschränkt. Eine genaue medizinische Diagnose wird bei diesem Test nicht gestellt. Der Muskeltest kann eine Stunde oder länger dauern.

Einige Anwender stellen dem Patienten Fragen zum Zustand seiner Organe oder nach seinen Gefühlen. Diese beantwortet der Körper mit einer schwachen Kraft für „nein" und einer starken Kraft für „ja". Außerdem kann auch die Muskelkraft gemessen werden, indem der Patient mit beiden Händen auf eine Waage drückt. Des Weiteren wird auch gelegentlich das Fehlen von Spurenelementen oder die Unverträglichkeit von Speisen und Getränken getestet. Hierzu hält der Patient die zu prüfende Substanz in den Händen während der Muskeltest durchgeführt wird.

In der Edu-Kinestetik wird der Muskeltest eingesetzt, um die Ursachen von Lernproblemen zu identifizieren. Dem Patienten werden dabei Fragen zu stressauslösenden Faktoren und Hemmungen gestellt. Ähnlich wird die Diagnose in der psychologischen Kinesiologie gestellt. Während dem Muskeltest werden Fragen gestellt, um seelische Blockaden und konfliktreiche Situationen aus der Kindheit aufzuspüren. Zudem wird mit sogenannten Biotensoren, einer Variante der Wünschelrute, festgestellt, ob der Patient von negativen Gedanken anderer Personen beeinflusst wird.

Behandlung

Kinesiologie und Touch for Health

In der Kinesiologie werden die zur Behandlung der gefundenen Störung benötigten Medikamente ebenfalls durch den Muskeltest ermittelt. Hierbei wird das Medikament, bei dem es sich üblicherweise um Homöopathika, Naturheilmittel oder Mittel anderer alternativmedizinischer Verfahren (z.B. Bachblütenmittel) handelt, auf die Region des gestörten Organs gelegt und der Muskeltest durchgeführt. Ebenso kann der Patient das Mittel auch in der Hand halten. Diese Überprüfung wird solange wiederholt, bis das geeignete Medikament gefunden ist. Die Behandlung geschwächter Muskeln und gestörter Regionen erfolgt zudem auch mit Druckmassagen bestimmter Reaktions- und Akupunkturpunkte.

Verspannungen, die von geistig-emotionalen Problemen verursacht werden, werden bei Touch for Health mit zusätzlichen Berührungen der Hand behandelt. Auf diese Weise werden die Verspannungen gelöst und Kopf- und Rückenschmerzen gelindert. Nach der Behandlung wird erneut der Muskeltest durchgeführt und so überprüft, ob sie erfolgreich war.

Kinesiologische Bewegungspädagogik

Bei der kinesiologischen Bewegungspädagogik werden nach der Untersuchung mentale und körperliche Übungen durchgeführt. Diese sollen das Kind ausbalancieren, erden und von Stress befreien.

Psychologische Kinesiologie

In der psychologischen Kinesiologie werden dem Patienten Nahrungsergänzungsmittel verabreicht. Zudem werden während des Muskeltests Gespräche geführt und Meditation verordnet. Die Arbeit mit Visualisierungen und die Behandlung des „Ätherleibs" werden ebenfalls angewendet.

Die Behandlung umfasst eine Serie von fünf bis 20 Sitzungen, die im Wochenabstand durchgeführt werden.

Selbstbehandlung

Übungsblätter, nach denen daheim täglich trainiert werden soll, sollen die Besserung der gestörten Lernleistung bezwecken. Die enthaltenen Übungen umfassen das Schwingen mit dem Oberkörper, Schwerkraft-Antischwerkraft-Energiefluss-Übungen, mit den Armen eine liegende Acht in die Luft zeichnen, Arme und Beine kreuzen, bestimmte Punkte an Kopf und Hals drücken. Kinder sollen die Ohren sanft von innen nach außen und von oben nach unten ziehen, um so besser hören zu lernen.

Welche Ausbildung haben die Behandler?

Kinesiologie und Touch for Health

Eine internationale Gesellschaft, die ihren Sitz und einen Verlag in den USA hat, fördert die ursprüngliche Methode und ihre Varianten. Zudem verbreiten die Idee nationale Gesellschaften und lehren den Muskeltest in Kursen für Ärzte und Vertreter anderer Heilberufe. Auch Anwender selbst geben die Technik und ihre Varianten weiter. Eine einschlägige Berufserfahrung oder Qualifikation ist zum Erlernen der Methode nicht notwendig.

Das Verfahren wird von Ärzten für Naturheilkunde, Zahnärzten, Heilpraktikern, Masseuren und Physiotherapeuten angewendet. Auch Lehrer, Bewegungstherapeuten und Gesundheitsberater praktizieren die Kinesiologie. Sie ist zudem unter Laien weit verbreitet.

Kinesiologische Bewegungspädagogik

Zur Edu-Kinestetik und ihren Varianten ist reichhaltige Literatur vorhanden, die sich in erster Linie an Pädagogen richtet. Früher war das Verfahren in einigen Bundesländern Bestandteil der Lehrerfortbildung. Die kinesiologische Bewegungspädagogik wird von Lehrern und Laien im Bereich der Lern und Nachhilfe angeboten, aber auch von Logopäden und Psychotherapeuten praktiziert.

Psychologische Kinesiologie

In verschiedenen Instituten und Workshops wird das Verfahren gelehrt. Angeboten wird die psychologische Kinesiologie von Psychotherapeuten und Laien.

Wofür wird die Behandlung angewendet?

Kinesiologie und Touch for Health

Die Kinesiologie soll bei allen Befindlichkeitsstörungen, Organfunktionsstörungen, psychosomatischen Erkrankungen, Verspannungen und Erkrankungen des Bewegungsapparates helfen. Zudem können mit ihr blockierte Energie oder Stressoren diagnostiziert und behandelt werden. Mit der Methode kann ein Mangel an Spurenelementen und eine Lebensmittelunverträglichkeit festgestellt werden.

Mittels Muskeltest sollen laut der Methode jene Medikamente identifiziert werden können, die die gefundene Störung oder Fehlfunktion behandeln können. Von Zahnärzten wird die Kinesiologie angewendet, um den Kieferschluss und die Funktion der Kiefergelenke zu kontrollieren. Die Kinesiologie soll auch zu einer Besserung von Befindlichkeitsstörungen führen und die Selbstheilungskräfte anregen.

Kinesiologische Bewegungspädagogik

Die Edu-Kinestetik soll Lernblockaden, Konzentrationsstörungen, Legasthenie und ähnliches diagnostizieren und heilen. Zudem sollen die Sprachfähigkeiten verbessert werden.

Psychologische Kinesiologie

Die Psychologische Kinesiologie wird eingesetzt, um unbewusste seelisch-emotionale Blockaden und ungelöste seelische Konflikte aufzuspüren. Sie soll helfen, die gebundene Energie zu lösen, Stress und Lebenskrisen zu meistern und psychosomatische Störungen zu beseitigen. Auf diese Weise werden Suchtprobleme und Zwangsvorstellungen therapiert sowie die Bewältigung von Schmerzen trainiert. Auch Partnerprobleme werden mit dieser Methode gelöst und Wirtschaftsstrategien erarbeitet.

Welche Nebenwirkungen können auftreten?

Die Anwendung der Kinesiologie bringt das Risiko mit sich, dass falsch-negative bzw. falsch-positive Diagnosen gestellt werden. Auch ist es möglich, dass unnötige oder nicht geeignete Medikamente eingenommen und unnötige Diäten eingehalten werden. Eine notwendige und wirksame Behandlung kann dadurch versäumt werden.

Durch Anwendung der Methoden können die Ursachen von Lernstörungen und seelische Erkrankungen nicht erkannt und die notwendige Behandlung versäumt werden.

Das Ausbleiben einer notwendigen Behandlung kann besonders bei Kindern zu schwerwiegenden Folgen führen.

Ist die Methode wirksam?

Die Ergebnisse der Diagnose mittels Muskeltest besitzen keine Aussagekraft. Die Kinesiologie und ihre Varianten bergen ein hohes Risiko an Fehldiagnosen und falschen Behandlungsempfehlungen. Damit fällt die Nutzen-Risiko-Abwägung negativ aus und die Kinesiologie ist als diagnostisches Verfahren „nicht geeignet".

In Studien konnte die therapeutische Wirksamkeit der Kinesiologie und ihrer Varianten nicht belegt werden. Da das Risiko der Fehlbehandlung groß ist, fällt die Nutzen-Risiko-Abwägung negativ aus. Die Kinesiologie und ihre Varianten sind somit zu Behandlung von Krankheiten „nicht geeignet".

Kneipptherapie

Die Kneipptherapie ist ein von dem Pfarrer Sebastian Kneipp entwickeltes Behandlungskonzept. Es beruht auf den 5 Säulen Hydrotherapie, Ernährungstherapie, Bewegungstherapie, Pflanzenheilkunde und Ordnungstherapie.

Auf dem Pfad der Geschichte

Die Kneipptherapie wurde von dem Pfarrer Sebastian Kneipp (1821-1897) entwickelt, nachdem er verschiedene Behandlungsversuche an sich selbst ausprobiert hatte. Während seines Studiums fiel ihm ein Buch der schlesischen Ärzte Johann Sigmund Hahn, Vater und Sohn mit gleichem Vornamen, in die Hände, in dem sie die Wasserbehandlung beschrieben. Mit Tauchbädern in der Donau und Wassergüssen aus der Gießkanne versuchte er daraufhin seine Lungentuberkulose zu behandeln, was ihm schließlich auch gelang.

Ihren Ursprung hat die sogenannte Hydrotherapie bereits in der Antike. Während sie im Mittelalter in Vergessenheit geriet, wurde sie im 17. Jh. in Europa wiederentdeckt. Kneipp verfeinerte die Methode weiter und entwickelte ein Behandlungssystem, das er in seinem therapeutischen Leitfaden „Meine Wasserkur" 1866 veröffentlichte. Nachdem in Wörishofen, wo er als Seelsorger arbeitete, 1880 eine Badeanstalt gebaut wurde, hielt Kneipp zusammen mit Ärzten Sprechstunden ab. In diesen ging es nicht mehr nur um Wasseranwendungen allein, sondern auch um körperliche Bewegung und eine von Moral und Glauben geprägte Grundeinstellung.

1890 wurden die ersten Kneippvereine von Anhängern der Idee vom naturgemäßen Leben gegründet. Vier Jahre später wurde der Kneipp-Ärzte-Bund in Wörishofen gegründet. Heute ist die Kneipptherapie Grundlage der Naturheilmedizin. Einzelne ihrer Verfahren werden in der physikalischen Medizin und der Kurmedizin angewendet. Die Kneipptherapie wird in vielen Fällen stationär im Rahmen einer Kur oder einer Rehabilitationsmaßnahme angeboten. Es gibt speziell ausgebildete Kneippärzte sowie den medizinischen Assistentenberuf des Kneippbademeisters.

Was steckt dahinter?

Das Konzept der Kneipptherapie beruht auf den Theorien der Humorallehre. Deren therapeutisches Ziel ist es, Krankheitsstoffe aufzulösen und über Nieren, Darm und Haut aus dem Körper auszuleiten. Unterstützt wird dies durch Schwitzen, Fasten, Wasseranwendungen, Heilkräuter und frische Luft.

Kneipp erkannte zudem, dass starke Reize, die durch kaltes oder warmes Wasser auf die Haut wirken, Auswirkungen auf den gesamten Körper haben. Durch wiederholte wechselwarme Behandlungen werden der Körper und vegetativ gesteuerte Körperfunktionen trainiert.

Die Kneipptherapie beruht auf 5 Säulen: Hydrotherapie, pflanzliche Mittel, Bewegungstherapie, Ernährungstherapie und Ordnungstherapie. Zusätzlich zu ihnen werden heute auch Entspannungstechniken und Verhaltenstherapien angeboten. Die richtige Ernährung, regelmäßige Bewegung und das Ordnen der Lebensführung waren für Kneipp die Grundlage der Gesunderhaltung. Pflanzenheilmittel setzte er nach traditionellen Überlieferungen ein. Mit Hilfe dieses Konzeptes soll der Patient zur aktiven Mitarbeit an der Gesundung und zu einer vernünftigen Lebensführung angeregt werden. Für die Wirksamkeit der Kneipptherapie ist die Reaktionsfähigkeit des Organismus notwendig.

Die in der Kneipptherapie eingesetzten Wasseranwendungen entsprechen den Grundsätzen der physikalischen Medizin. Ihre Wirkung beruht auf thermischen Reizen, Wasserdruck und Hautberührung, die über die Haut auf die darunter liegenden Schichten wirken. Über das Nervensystem werden die Reize schließlich an die inneren Organe des entsprechenden Körperabschnitts weitergeleitet. Zudem werden durch die Reize die Hormonproduktion angeregt und das Immunsystemstimuliert. Es wird das vegetative Nervensystem angeregt und dadurch Kreislauf, Herztätigkeit, Stoffwechsel und Schmerzempfindlichkeit reguliert. Durch die wiederholte Anwendung der Hydrotherapie wird auch Stress abgebaut.

Es ist wissenschaftlich erwiesen, dass Kälte- und Wärmereize verschiedene Auswirkungen auf den Organismus haben. So wirken kalte Kompressen schmerzstillend, abschwellend und durchblutungsfördernd. Das in der Kneipptherapie angewendete Wassertreten wirkt entstauend. Außerdem wird der Rückfluss des venösen Blutes zum Herzen gefördert. Warme Güsse hingegen erweitern die Gefäße und lösen so Muskelverspannungen. Auch rheumatische Beschwerden können so gelindert werden.

In der Kneipptherapie werden Pflanzenheilmittel nach traditionellem Einsatz angewendet. Für eine Reihe der empfohlenen pflanzlichen Mittel ist kein Nachweis über die therapeutische Wirksamkeit, der den wissenschaftlichen Grundsätzen entspricht, vorhanden. So ist beispielsweise die Verwendung von Haferstroh bedenklich, da er Allergien auslösen kann. Die von Kneipp empfohlenen Rezepte und Anwendungsempfehlungen sind überholt und entsprechen nicht neuesten Erkenntnissen. Sind Studien zu Heilpflanzen vorhanden, sollten diese zu Rate gezogen werden.

Während Kneipp Spaziergänge und Hausarbeit als Bewegungstherapie empfohlen hat, werden heute Ausdauertraining und Heilgymnastik, die wissenschaftlichen Erkenntnissen entsprechen und an individuelle Fähigkeiten angepasst sind, in Kneippanstalten durchgeführt. Ein positiver Effekt auf die Gesundheit ist dadurch wahrscheinlich.

Kneipp trat für mäßiges Essen ein und lehnte Genussmittel wie Kaffee und Bier ab. Die Ernährungstherapie entspricht heute jedoch weitgehend den wissenschaftlichen Erkenntnissen. Es ist bekannt, dass eine ausgewogene und gesunde Ernährung die Gesundheit fördert und bestimmte Krankheiten vorbeugen kann.

Ursprünglich hatte die Ordnungstherapie eine religiöse Motivation und zielte auf eine umfassende Lebensordnung. Heute hingegen dient sie dazu, eine natürliche Ordnung in die Beziehungen im körperlichen und physischen Bereich und deren Wechselwirkungen zu bringen. Es wird das Augenmerk auf vorgegebenen Lebensvorgängen gerichtet und ihre Störungen ausgeglichen. Aus wissenschaftlicher Sicht erscheint dies überzeugend.

Wie wird die Behandlung durchgeführt?

Diagnose

Die Erhebung der Krankengeschichte (Anamnese) und eine ärztliche Untersuchung stellen die Grundlage für die Kneipptherapie dar.

Behandlung

Die Kneipptherapie besteht aus verschiedenen Anwendungen, die nach Bedarf und Beschwerden ausgewählt werden. Es wird ein individuell dosiertes Programm aus langsam ansteigenden Reizen entwickelt, die die Funktionen des Organismus trainieren und sie so stärken. Bei der Dosierung der Reize gilt dabei das Motto: so mild wie möglich, so stark wie nötig. Da die Reaktion eines Areals auf die Reize bei häufiger Anwendung nachlässt, muss die Behandlungsfläche öfter gewechselt werden. Die Durchführung der Kneipptherapie wird von einem Kneippbademeister beaufsichtigt.

Wasseranwendung

Es gibt zahlreiche Wasseranwendungen, bei denen die Stärke der Reize von schwachen, kaum belastenden bis hin zu anstrengenden Maßnahmen reicht. Sie alle werden jedoch immer bei erwärmter Haut von außen zum Herzen hin durchgeführt.

Phytotherapie

In der Kneipptherapie werden pflanzliche Heilmittel in erster Linie als Zusätze zu Umschlägen, Bädern, Inhalationen und Dampfbädern eingesetzt. Auch als Einreibungen in Salben und Ölen, sowie als Tee und in Form von Säften oder Dragees werden sie angewendet.

Bewegungstherapie

Die Bewegungstherapie enthält mehrstündige tägliche Spaziergänge an der frischen Luft, die sogenannter Terrain-Kur, sowie Rad fahren, Schwimmen, Waldlauf und Gymnastik. Sie wird auch in Kombination mit Wasseranwendungen eingesetzt.

Ernährungstherapie

Die Ernährung soll den Kalorienbedarf decken und alle wichtigen Nährstoffe in der optimalen Menge und dem richtigen Verhältnis enthalten. Auch soll sie frei von schädigenden Stoffen sein.

Ordnungstherapie

In der Ordnungstherapie lernt der Patient, auf seine innere Uhr zu hören und einen gesunden Lebensstil zu finden. Es wird der eigene Standpunkt zu existentiellen Fragen überprüft und neubestimmt. Dadurch wird die Zielvorstellung für ein sinnvolles Leben entwickelt.

Selbstbehandlung

Die meisten Wasseranwendungen eignen sich auch als Selbstbehandlung. Ausnahmen stellen beispielsweise Blitzguss und Überwärmungsbad dar. Eine fachliche Anleitung zum Einüben der Anwendungen ist sinnvoll.

Welche Ausbildung haben die Behandler?

Die Ausbildung in der Kneipptherapie für Ärzte und die Spezialisierung als Kneippbademeister wird vom Kneipp-Ärzte-Bund e.V. angeboten.

Wofür wird die Behandlung angewendet?

Die Anwendungsbereiche der Kneipptherapie sind die allgemeine Gesunderhaltung und Abhärtung, aber auch die Rehabilitation nach akuten Krankheiten, Operationen und Unfällen. Außerdem wird sie bei funktionellen Störungen, psychovegetativen Beschwerden, chronischen Leiden und stressbedingten Effekten eingesetzt.

Weitere Anwendungsgebiete sind Durchblutungsstörungen, Herz- und Kreislauferkrankungen, Verdauungsproblemen, Entzündungen, Fieber und Schmerzen. Bei Verschleißkrankheiten soll Unterwassergymnastik die Beweglichkeit fördern. Bei Asthma, Neigung zu Infekten, Konstitutionsschwäche, Unter- oder Übergewicht werden spezielle Kinderkuren angeboten.

Wann darf die Behandlung nicht eingesetzt werden?

Die Kneipptherapie darf nicht bei schwerer Hirnleistungsschwäche, schwerer Herzkrankheit, Funktionsstörung und Entzündung von Leber oder Nieren, ansteckender Krankheit, akuter Tuberkulose, akut entzündlichen rheumatischen Erkrankungen, Schilddrüsenüberfunktion, Suchterkrankungen, schwerer Neurose und psychiatrischen Krankheiten angewendet werden.

Für Patienten, die keine Bereitschaft zur aktiven Gesundheitspflege zeigen, ist die Kneipptherapie ungeeignet.

Bei nässenden, großflächigen Ekzemen und Hautverletzungen, schweren fieberhaften und infektiösen Erkrankungen, schweren Herzerkrankungen und schwerem Bluthochdruck ist die Anwendung von Kneipparzneibädern abzuraten.

Bei erhöhter Empfindlichkeit gegenüber UV-Strahlen und bei schweren depressiven Störungen sollte Kneipp Johanniskrauttee nicht angewendet werden. Johanniskrautpräparate können zudem die Wirksamkeit empfängnisverhütender Arzneimittel und von Depressionsmitteln mit den Wirkstoffen Amitriptylin und Nortriptylin abschwächen.

Wasseranwendungen sollten bei Menschen mit gestörtem Temperaturempfinden nur mit Vorsicht eingesetzt werden. Bei Frösteln ist von kalten Wickeln abzuraten. Bei Verwendung von Eispackungen sollte die Haut mit einem Tuch geschützt werden.

Allergiker sollten Anwendungen mit Heu meiden.

Welche Nebenwirkungen können auftreten?

Einzelne Wasseranwendungen können Atmung, Herzfunktion und Kreislauf beeinflussen. Aus diesem Grund sollten sie nur unter ärztlicher Aufsicht durchgeführt und die Selbstanwendung unter fachlicher Anleitung erlernt werden.

Badezusätze mit Auszügen aus Kamille, Fichtennadel und Heublume können allergische Reaktionen hervorrufen. Ebenso können Heusack und Heubad, je nach Zusammensetzung und Herkunft des Heus, Allergien auslösen. Produkte, die Arnika enthalten, können ebenfalls Allergien auslösen. Da Johanniskraut die Haut lichtempfindlich macht, sollten während der Anwendung das Sonnenbaden und das Bräunen im Solarium vermeiden.

Die Kneipptherapie kann Müdigkeit auslösen. Es sollten deshalb nach einer Anwendung der Methode keine Fahrzeuge gelenkt, keine Maschinen bedient und keine Arbeiten ohne sicheren Halt durchgeführt werden.

Ist die Methode wirksam?

Die therapeutische Wirksamkeit einzelner Anwendungen ist nachgewiesen. Eine Wirksamkeit der Kneipptherapie als Gesamtmethode ist jedoch nicht belegt. Zwar sind die Risiken gering, die Nutzen-Risiko-Abwägung fällt jedoch insgesamt eher negativ aus. Die Kneipptherapie als Gesamtmethode ist zur Behandlung von Krankheiten und Beschwerden „wenig geeignet". In einigen Anwendungsgebieten ist die Wirksamkeit der Wasseranwendung nachgewiesen.

Magnettherapie

Die Magnettherapie oder Magnetfeldtherapie ist ein alternativmedizinisches Verfahren, bei dem der Patient einem Magnetfeld ausgesetzt wird. Hierfür werden künstliche oder natürliche Magneten eingesetzt, die permanente oder pulsierende Magnetfelder erzeugen.

Auf dem Pfad der Geschichte

Bereits vor ca. 2000 Jahren wurden magnetische Steine von chinesischen Medizinern und ägyptischen Priestern zur Behandlung von Krankheiten eingesetzt. Auch der griechische Arzt Hippokrates (ca. 460 – ca. 370 v. Chr.) beschrieb Heilungen mit Magneten. Im 16. Jahrhundert versuchte Paracelsus (1493 – 1541), mit Magneten Wunden von Pfeilspitzen und Kugeln zu heilen.

Als Begründer der heutigen Magnettherapie gilt der deutsche Arzt und Heiler Franz Anton Mesmer (1734 – 1815). Dieser strich im 18. Jh. mit Magneten über die Körper seiner Patienten, bei denen daraufhin Schüttelkrämpfe und mitunter auch Entspannung auftraten. Dieses Phänomen, das Mesmer Fluidum oder animalischer Magnetismus nannte, wurde von der französischen Akademie für Wissenschaften untersucht, die darin eine durch die Einbildungskraft der Patienten hervorgerufene psychische Wirkung sah.

Das erste Patent für die Ganzkörperbehandlung mit elektrischen Magneten wurde 1869 vergeben. Um 1900 wurde die Magnetfeldtherapie zur Behandlung von Migräne, Krebs und Rheuma eingesetzt. Ab den 1950er Jahren wurden Geräte entwickelt, die mittels Magnetfeldern Knochenbrüche heilen sollten. Infolge dessen wurden verschiedene Geräte zur Magnetfeldtherapie für den ärztlichen Einsatz und zur Selbstbehandlung angeboten.

Was steckt dahinter?

Das Konzept der Magnettherapie stützt sich auf die medizinische Grundlagenforschung. So haben Zelluntersuchungen gezeigt, dass schwache, pulsierende Magnetfelder den Zellstoffwechsel anregen. Versuche an Menschen haben zudem gezeigt, dass die Durchblutung der äußeren Hautschichten erhöht wird. Anwender der Magnetfeldtherapie gehen anhand dieser Untersuchungen davon aus, dass die Magnetwirkung alle Körperzellen aktiviert und eine Sauerstoffanreicherung im Gewebe bewirkt. Dadurch wird der Zellstoffwechsel im Körper verbessert und Schlackestoffe können besser abgebaut werden. Außerdem wird davon ausgegangen, dass die Knochenbildung durch Magnetfelder dauerhaft angeregt und das Hormon- und Immunsystem stimuliert wird. Die Magnetfeldtherapie soll daneben auch ausgleichend und beruhigend auf das Nervensystem wirken.

Für den Wirkmechanismus der Magnetfeldtherapie gibt es verschiedene Erklärungsansätze. So soll etwa in großen und übergroßen Molekülen eine Umwandlung atomarer magnetischer Energie in vitales Geschehen stattfinden. Andere Vertreter der Methode gehen davon aus, dass die Feldlinien im Frequenztakt Ionen, die für die Zellfunktion bedeutsam sind, beeinflussen und dass Mineralstoffe zu bioenergetischer Resonanz veranlasst werden. Anwender empfehlen Permanentmagneten ständig am Körper zu tragen. Auf diese Weise sollen sie Wohlbefinden vermitteln und zur Erhaltung der Gesundheit beitragen. Eine Begründung, wie diese Wirkung zustande kommt, gibt es nicht. Magnetfolien und magnetische Schuheinlagen haben laut Hersteller eine Reizwirkung auf die Fußreflexzonen und leiten so heilsame Impulse zu den Organen.

Die zur Erklärung der Wirksamkeit der Magnettherapie herangezogenen Theorien widersprechen einander und in Teilen der biophysikalischen Vorgänge. Zudem beruhen sie auf Annahmen aus theoretischen Überlegungen und Studien an Zellen. Eine Übertragung der Wirkung der Magnetfeldtherapie von Zellen auf den menschlichen Körper ist nicht möglich.

Es gibt keine Belege dafür, dass die Magnetfeldwirkung alle Zellen aktiviert. Auch dass Ausleitung von Schlackestoffen, die Stimulierung von Hormon-

und Immunsystem und eine beruhigende Wirkung auf das Nervensystem sind nicht nachweisbar. Zudem ist zu bezweifeln, dass eine bessere Durchblutung des behandelten Gewebes erfolgt, da typische Begleiterscheinung wie Rötung und Erwärmung ausbleiben. Eine gesteigerte Durchblutung ist außerdem kein Zeichen für eine klinische Wirksamkeit.

Welches die optimale Dosierung der Magnettherapie ist, ist nicht bekannt. Häufig werden von Anwendern Begriffe wie Körperfrequenz oder bioenergetische Resonanz verwendet, die aus der Esoterik stammen. Zwar kann stundenlanges Einwirken einer Magnetfeldtherapie bei Osteoporose den Knochenaufbau fördern, danach beginnt jedoch wieder der Abbau der Knochensubstanz.

Wie wird die Behandlung durchgeführt?

Diagnose

Die Diagnose wird vor der Therapie auf konventionelle Art gestellt.

Behandlung

Verschiedene Hersteller bieten eine Vielzahl von Magnetfeldgeräten an, die sich in ihrer Funktionsweise unterscheiden. Sie bestehen aus einem Applikator in Form eines Stabes, Kissens oder einer Matte und einem Steuergerät. Die Geräte müssen zertifiziert und mit einem CE-Zeichen versehen werden, was jedoch keine Aussage über die Wirksamkeit zulässt.

Während der Behandlung sitzt oder liegt der Patient in entspannter Haltung. Der zu behandelnde Körperteil wird entweder mit einem Magnetkissen unterstützt, oder es wird eine Magnetspule darum gelegt. Zur Ganzkörperbehandlung wird eine Magnetmatte verwendet. Zeigt sich keine oder nur eine schwache Reaktion können bei einer weiteren Behandlung die Intensität und Frequenz des Magnetfeldes erhöht werden. Das Auftreten von Nebenwirkungen wie Wärme oder Kribbeln wird meist als positive Reaktion auf die Therapie gewertet.

Der Patient sollte nach der Anwendung der Magnetfeldtherapie viel trinken, damit vermutete Schlackestoffe schneller abgebaut und aus dem Körper ausgeschieden werden. Die Behandlung dauert in der Regel nur wenige Minuten, aber auch bis zu einer halben Stunde. Manchmal werden auch mehrstündige Behandlungen angeraten. Meist besteht die Magnettherapie aus 5 – 10 Sitzungen, die bei Bedarf auch wiederholt werden können.

Selbstbehandlung

Geräte zur Selbstbehandlung werden genauso eingesetzt wie bei der Anwendung durch den Therapeuten. Ihnen liegen Broschüren bei, in denen für alle Beschwerden und jedes Krankheitsbild entsprechende Einstellungen und Anwendungsrichtlinien zu finden sind.

Zur Schmerzerleichterung soll man 20 Minuten in einem magnetischen Stuhl verbringen. Schmerzende Körperstellen können mit einer Magnetfolie behandelt werden, die mit der haftenden Seite auf die entsprechende Stelle geklebt wird. Dort verbleibt sie 14 Tage. Nach einer ein- bis zweitägigen Pause kann die Anwendung wiederholt werden. Permanentmagneten wie magnetische Schmuckstücke oder magnetische Schuhsohlen sollen ihre Wirkung entfalten, wenn sie dauerhaft angewendet bzw. getragen werden.

Welche Ausbildung haben die Behandler?

Angewendet wird die Magnettherapie in Krankenhäusern, von niedergelassenen Ärzten und Heilpraktikern, in Einrichtungen wie Altersheimen, sowie zur Entspannung in Kosmetikinstituten. Die Ausbildung erfolgt meist in Heilpraktikerschulen. Behandlungskonzepte können aber auch aus den Broschüren der Hersteller der Magnetfeldgeräte und aus Büchern entnommen werden.

Wofür wird die Behandlung angewendet?

Die Liste der Anwendungsgebiete umfasst über 150 Beschwerden und Krankheiten, darunter auch lebensbedrohliche Erkrankungen. Zu den Anwendungsbereichen gehören Antriebslosigkeit, Blutarmut, Depression, Eierstockentzündung, Gedächtnisschwäche, Gelenkentzündungen, Hautwunden, Herzerkrankungen, Infektionen, Knochenbrüche, Leberschäden, Muskelschwund, Nieren- und Blasenentzündung, Osteoporose, Prellungen,

Phantomschmerzen, Potenzprobleme, Schilddrüsenerkrankungen, Schmerzen, Tinnitus, vegetative Störungen, Verbrennungen, Wundheilung, Zahnerkrankungen, Zittern und Diabetes. Besonders Osteoporose und Rückenschmerzen sollen durch magnetische Stühle positiv beeinflusst werden.

Manche Gerätehersteller empfehlen die Magnetfeldtherapie bei Gehirnleistungsstörungen, multipler Sklerose, Krebs, Parkinsonkrankheit und psychiatrischen Krankheiten. Bei anderen Herstellern werden diese Erkrankungen hingegen ausgeschlossen. Die Methode soll die Wirkung von Medikamenten herabsetzen, wodurch deren Dosis herabgesetzt werden kann.

Weitere Anwendungsbereich sind Entschlackung, Entspannung, Verbesserung des Schlafs, Steigerung der Selbstheilungskräfte und des allgemeinen Wohlbefindens, sowie Aufbau von Muskelkraft und Muskelfunktion.

Wann darf die Behandlung nicht eingesetzt werden?

Die Magnettherapie sollte bei Patienten mit Herzschrittmachern oder anderen elektronisch gesteuerten Geräten, die in den Körper implantiert wurden, nicht angewendet werden. Auch vom Tragen von Permanentmagneten ist abzuraten.

Bei Personen mit einer Krebserkrankung sollte die Methode nicht angewendet werden, da Magnetfelder im Verdacht stehen, das Wachstum von Tumorzellen zu fördern. Bestehen bakterielle Erkrankungen, hoher Blutdruck, frische Wunden, jugendlicher Diabetes mellitus, Epilepsie, Fieber, schwere Herzerkrankungen, Pilzinfektionen, Psychosen, Schilddrüsenüberfunktion oder eine bekannte Magnetfeldüberempfindlichkeit, wird von einem Einsatz der Magnetfeldtherapie abgeraten.

Weitere Erkrankungen, bei denen das Verfahren nicht oder nur unter ärztlicher Kontrolle angewendet werden sollte, sind Störungen des Immunsystems, Verdauungsprobleme, Nierenversagen, Leberversagen, Impotenz, lebensbedrohliche Zustände sowie akute Schilddrüsenüberfunktion, akute Schübe von Autoimmunerkrankungen, akuter Energiemangel, schwere Durchfälle und die Behandlung mit Immunsuppresiva (Medikamente, die das Immunsystem unterdrücken). Ebenso sollte bei der Anwendung von transdermalen Pflastern (Pflaster, die Arzneiwirkstoffe an den Körper abgeben) auf die Magnetfeldtherapie verzichtet werden.

Während der Schwangerschaft sollte das Verfahren nicht eingesetzt werden, da die Risiken in Bezug auf die Entwicklung des Kindes nicht bekannt sind.

Welche Nebenwirkungen können auftreten?

Da die Angaben der Magnetfeldgeräte willkürlich sind und oft zu einem Herabsetzen der Dosis verschriebener Medikamente geraten wird, besteht bei einer Selbstbehandlung das Risiko, dass sich die Erkrankung verschlechtert. Zudem können ernsthafte Erkrankungen unerkannt bleiben und eine notwendige Behandlung versäumt werden.

Unerwünschte Wirkungen der Magnetfeldtherapie sind ein Kribbeln und Wärmegefühl im behandelten Bereich, die sich bis zu unangenehmen Beschwerden steigern können. Zudem können extreme Müdigkeit und Hautauschläge auftreten und Schmerzen zunehmen.

Bei der Anwendung der Magnetfeldtherapie können Blutdruckschwankungen, Kopfschmerzen, Durchfall, Menstruationsstörungen, Erbrechen, Sehstörungen und Geschmacksbeeinträchtigungen auftreten. Es können auch während oder nach der Therapie Unruhe, Herzklopfen, Schwitzen und Beklemmung auftreten.

Die die Magnetfeldtherapie zu Müdigkeit führt, sollten nach der Behandlung kein Fahrzeug gelenkt, keine Maschinen bedient und keine Arbeiten ohne sicheren Halt durchgeführt werden.

Ist die Methode wirksam?

Bei Osteoarthrose, diabetischer Neuropathie und bei Unterleibsschmerzen ist die Wirksamkeit der Magnettherapie nachgewiesen. Die Risiken sind bei sachgemäßer Anwendung gering und die Nutzen-Risiko-Einschätzung fällt somit positiv aus. Das Verfahren ist zur Behandlung dieser Erkrankungen „geeignet".

Die Wirksamkeit bei Bluthochdruck, Fibromyalgie, Karpaltunnel-Syndrom, klimakterischen Beschwerden, rheumatoider Arthritis und zur Stärkung der Muskelkraft konnte nicht bestätigt werden. Auch die Wirksamkeit der Anwendung von Magnetfeldgeräten und Permanentmagneten bei Schmerzen durch Kinderlähmung, diabetische Polyneuropathie, Halswirbelsäulensyndrom, Rückenschmerzen, postoperative Schmerzen, Schmerzen am Bewegungsapparat und den Fußsohlen sowie experimentell hervorgerufenen Schmerzen ist nicht nachweisbar. Insgesamt fällt die Nutzen-Risiko-Abwägung hier negativ aus. Die Magnetfeldtherapie ist zur Behandlung dieser Erkrankungen und Störungen „nicht geeignet".

Manuelle Medizin

Die manuelle Medizin ist die manuelle Einwirkung auf Muskeln und Gelenke mittels bestimmter Handgriffe. Sie dient der Diagnose und Therapie von Störungen und Erkrankungen. Oft wird der Begriff Chirotherapie gleichbedeutend mit manueller Medizin verwendet. Bei der Chiropraktik (griech. „cheir" = Hand, „praktikos" = tätig, wirksam) und der Osteopathie handelt es sich um Vorläufer und noch angewendete Varianten der manuellen Medizin.

Auf dem Pfad der Geschichte

In vielen Kulturen ist das Heilen mit Handgriffen an der Wirbelsäule und den Gelenken bekannt. Erste schriftliche Berichte hierzu können bei den Chaldäern (10.-6. Jh. v. Chr. in Babylonien) gefunden werden. Die Grifftechniken der sogenannten Gliedersetzer, Knochenrichter und Ziehleute wurde in der Volksmedizin oft von Generation zu Generation weitergegeben. Die im deutschsprachigen Raum angewandten Techniken gehen auf verschiedene Wurzeln zurück. So sind sie einerseits aus der Volksmedizin hervorgegangen und beruhen andererseits auf der Chiropraktik und der Osteopathie.

Chiropraktik

Begründer der Methode war Daniel David Palmer (1845-1913), der verschiedene Handgrifftechniken erlernte und sie Chiropraktik nannte. Er setzte sie ein, um zahlreiche Erkrankungen zu behandeln. Später entwickelten sich verschiedene dogmatische Schulen. Nach vielen öffentlichen Auseinandersetzungen erhielt die Chiropraktik 1987 die staatliche Anerkennung im Gesundheitssystem der USA. In Deutschland wird die Technik hauptsächlich von Heilpraktikerschulen und privaten Vereinigungen verbreitet.

Osteopathie

Die Osteopathie wurde von Andrew Taylor Still (1827-1917) entwickelt. Dieser gründete 1894 die Schule für Osteopathie in den USA. Still ging davon aus, dass alle Krankheiten auf Strukturfehler in den Gelenken und in den Bindegeweben (Faszien), die die Organe umhüllen, zurückgehen. In den USA fand die Osteopathie eine rasche Ausbreitung und gehört heute zu den anerkannten Methoden. Das Verfahren wird in den europäischen Ländern überwiegend von Heilpraktikern und Physiotherapeuten angewendet. Zudem hat es sich in vielen Rehakliniken und im niedergelassenen Bereich etabliert.

Manuelle Medizin (Chirotherapie)

Die manuelle Medizin hat sich in Mitteleuropa nach dem zweiten Weltkrieg aus Chiropraktik und Osteopathie entwickelt. Dabei wurden Grifftechniken aus beiden Methoden übernommen und teilweise abgewandelt. Einige deutsche Hochschulen lehren seit 1973 die Chirotherapie bzw. manuelle Medizin. In diesem Jahr wurde auch die Deutsche Gesellschaft für Manuelle Medizin gegründet, die die Interessen der Manualmediziner vertritt. Auch in anderen europäischen Ländern hat sich die Methode in der Medizin etabliert. Sie wird in Arztpraxen, orthopädischen Krankenhäusern, Rheuma- und Rehakliniken angewendet.

Was steckt dahinter?

Chiropraktik

In der Chiropraktik wird davon ausgegangen, dass viele Krankheiten durch Fehlstellungen und Einklemmungen (Subluxationen) der Wirbelgelenke und der dadurch beeinträchtigten Leitfähigkeit der Nerven hervorgerufen werden. Das „Einrichten verschobener Wirbelgelenke" ist der einzige Weg zur Gesundheit. Ursprünglich wurden auch Infektionen als Krankheitsursache angesehen. Das Immunisieren durch Impfen wurde abgelehnt, da es mit „unvertretbaren Nebenwirkungen" verbunden sei. Auch heute noch ist diese Theorie teilweise vertreten.

Die Vorstellungen Palmers, dass Krankheiten durch Veränderungen der Wirbelsäule und Gelenke hervorgerufen werden und nur das Einrichten dieser der alleinige Weg zur Gesundheit sind, beruhen auf keiner wissenschaftlichen Grundlage. Dadurch kommt es zu einer Fehlbeurteilung anderer Krankheitsursachen, die zu der Ablehnung von Impfungen führen. Ein solches Verhalten ist irrational und risikobelastet.

Osteopathie

Die Osteopathie geht davon aus, dass alle Strukturen des Körpers eigenen Rhythmen folgen. Sie beeinflussen sich gegenseitig in ihren Funktionen und Probleme an den Organen können auch in anderen Körperregionen Beschwerden auslösen. Osteopathische Griffe beeinflussen demzufolge nicht nur die Muskeln, sondern auch die Gewebe (Faszien), die die Muskeln und Organe umgeben. Durchblutung und Verspannungen im Gewebe normalisieren sich und die Beweglichkeit wird verbessert, was das gesamte Befinden heben soll. Das zentrale Ziel der Osteopathie ist nicht die Behandlung von Krankheiten, sondern die Anregung der Selbstheilungskräfte.

Das Konzept der Osteopathie, dass sie eine ganzheitliche Wirkung besitzt, ist wissenschaftlich nicht plausibel. Es ist nicht nachweisbar, dass die Methode die Selbstheilungskräfte anregt. Auch die besondere Rolle der Bindegewebe und die positiven Effekte durch ihre Stimulation können wissenschaftlich nicht belegt werden.

Manuelle Medizin

Der manuellen Medizin liegt die Theorie der vorübergehenden Funktionsstörung (Dysfunktion) der Wirbelsäule und der Gelenke sowie der reflektorisch (unwillentlich) gesteuerten Wechselbeziehung zu anderen Funktionssystemen zugrunde. Werden die Muskeln und Sehnen, die das Gelenk im Normalfall bewegen, überspannt, werden die Knochen, die das Gelenk bilden (Knochenpartner), festgehalten und in ihrer normalen Bewegung gehindert. Auch die Funktion der Nervenleitung und Gefäße werden durch die Muskelverspannung (Hartspann) beeinflusst, was zu einer weiteren Anspannung führt. Dadurch können Nacken- und Kopfschmerzen, Schwindelgefühl, Sehstörungen und Armkribbeln auftreten.

Zum Großteil sind die Theorien der manuellen Medizin wissenschaftlich bestätigt und in die konventionelle Medizin integriert. Beschwerden am Bewegungsapparat können durch die manuelle Korrektur von Funktionsstörungen im Gelenk effektiv gelindert oder beseitigt werden. Zudem sind die Techniken geeignet, um bei Untersuchungen Einschränkungen der Funktion der Gelenke zu erkennen. Nicht belegt ist der Zusammenhang zwischen blockierten Wirbelgelenken und Erkrankungen innerer Organe. Wirbelgelenke, die in ihrer Beweglichkeit blockiert sind, besitzen nur bedingt Einfluss auf bestimmte Organfunktionen. Probleme der Wirbelsäule können so beispielsweise zu einer verspannten Brustmuskulatur und zu einer eingeschränkten Atmung führen.

Wie wird die Behandlung durchgeführt?

Bei der manuellen Therapie wie auch bei Osteopathie und Chiropraktik wird mit verschiedenen Griffen gearbeitet, bei denen der Anwender seine ganze Körperkraft einsetzt. Er ist zudem verpflichtet, vor Beginn der Behandlung über die möglichen Risiken ausführlich zu informieren.

Diagnose

Die Diagnose wird anhand der Krankengeschichte und der Beobachtung der Haltung und der Bewegung des Körpers gestellt. Durch Abtasten werden Gelenkblockaden und Muskelverspannungen, aber auch Veränderungen des Bindegewebes bestimmt. In der konventionellen Medizin werden zudem auch Röntgenbilder über die Beschaffenheit der Gelenke und eventuell Labortests, die Auskunft über eine rheumatische Erkrankung geben können, hinzugezogen.

Behandlung

Die Behandlung erfolgt im Sitzen oder Liegen und dauert 20 Minuten oder länger.

Chiropraktik

In der Chiropraktik werden verschiedene Griffe eingesetzt, die zum Teil mit einem lauten Knacken einher gehen. Dies ist besonders bei den Manipulationstechniken der Fall. Ursache für dieses Knacksen ist eine kleine Bewegung, mit der der Behandelnde einen raschen Impuls an das Gelenk abgibt. Er setzt dabei jedoch nur wenig Kraft ein. Durch diese Technik wird das Gelenk ein wenig über seine normale passive Bewegungsweite hinaus gedehnt. Werden Wirbelgelenke behandelt, wird der Körper des Patienten gedreht und gebogen. Auf diese Weise wird die richtige Stelle für die Kraftwirkung auf das Gelenk, das in seiner Bewegung eingeschränkt ist, gesucht. Die in der Chiropraktik angewendeten Mobilisationstechniken entsprechen denen der Osteopathie. Eine chiropraktische Behandlung besteht in der Regel aus 5 – 20 Sitzungen.

Osteopathie

Bewegungseinschränkungen von Gewebestrukturen und Gelenke werden bei der Osteopathie mit den Händen erfühlt. Mit Hilfe verschiedener Weichteiltechniken wird ihre normale Funktion durch Mobilisationen stimuliert:

- Die Behandlung von Eingeweiden erfolgt durch kleine, rasche Bewegungen, die das Bindegewebe lockern.
- Muskelenergietechnik: Mit einem sanften Griff werden die Muskeln angespannt und anschließend in oder gegen die Richtung der Bewegungseinschränkung gedehnt.
- Strain-Counterstrain-Technik: Hierbei wird der in seiner Bewegung eingeschränkte Körperteil so positioniert, dass die Spannung, die darauf wirkt, am geringsten ist. Gleichzeitig steigt die Spannung im Gegenspielermuskel an, wodurch Druck auf den Schmerzpunkt ausgeübt wird.
- Durch die lymphatische Pumptechnik wird der Lymphfluss angeregt.
- Bei den kraniosakralen Techniken, wie sie auch in der Kraniosakraltherapie eingesetzt werden, werden die Griffe am Schädel und an den Kreuzbeingelenken ausgeführt.
- Auch Körperregionen, die keine Symptome aufweisen, werden entsprechend des Konzeptes behandelt.

Die Behandlung besteht aus 6 – 12 oder mehr Sitzungen.

Manuelle Medizin

Die manuelle Medizin vereint Techniken der Chiropraktik und der Osteopathie und wendet Weichteiltechniken, Mobilisationen und Manipulationstechniken an. Ziel ist es, verspannte Muskelgruppen zu entspannen und so das Gelenkspiel eingeschränkter Gelenke zu ermöglichen. Bei den Weichteiltechniken wird ca. eine Minute mit der Fingerkuppe auf die spürbare Muskelverhärtung gedrückt. Dabei wird zuerst zunehmender und anschließend nachlassender Druck angewendet. Währen und nach der Behandlung können Schmerzen auftreten. Verspannte Muskeln werden zusätzlich längs und quer zur Faserrichtung gedehnt.

Die Mobilisierung erfolgt durch das behutsame Bewegen der Gelenke in die Richtung, in der sie eingeschränkt sind. Gleichzeitig fixiert der Manualmediziner der Gelenkpartner. Er zieht die Gelenkflächen auseinander, bewegt sie zueinander und/oder bewegt sie in ihrer normalen Bewegungsweite. Diese Bewegungen erfolgen langsam, rhythmisch und schmerzlos. Sie werden so oft wiederholt, bis der Bewegungsspielraum des Gelenks spürbar größer geworden ist. Auf diese Weise können die Wirbelgelenke und die Gelenke der Gliedmaßen behandelt werden. Die Behandlung wird im Abstand einiger Tage mehrmals wiederholt und besteht aus einer Serie von 6 – 10 Sitzungen.

Auch in der manuellen Medizin werden Manipulationstechniken, also Techniken mit hörbarem Knacken, angewendet. Um eine Auswirkung der Manipulation auf die umliegenden Gelenke zu vermeiden, werden sie mit speziellen Griffen „verriegelt". Richtig durchgeführt, ist die Behandlung nicht schmerzhaft. Sie wird im Abstand von einigen Tagen, aber höchstens viermal wiederholt. Ist danach keine Verbesserung der Beweglichkeit des Gelenks erkennbar, sollte die Behandlung abgebrochen werden.

Selbstbehandlung

Isometrics ist eine spezielle Technik zur Selbstbehandlung. Hierbei wird ein bestimmter Muskel für 10 Sekunden angespannt und in einer anschließenden Entspannungsphase sanft gedehnt. Dieser Vorgang wird mehrmals wiederholt. Mit einer speziellen Atemtechnik kann diese Methode unterstützt werden.

Welche Ausbildung haben die Behandler?

Chiropraktik

Heilpraktikerschulen bieten Kurse in Chiropraktik an. Für die Ausübung der Methode ist jedoch kein Nachweis über den Besuch und den Abschluss eines Kurses erforderlich. Chiropraktiker dürfen keine Röntgenaufnahmen anordnen. Zudem sind sie oft auch nicht in der Lage Röntgenbilder zu interpretieren und Krankheiten zu erkennen, die eine Behandlung ausschließen.

Osteopathie

Ausbildungen für Physiotherapeuten und Ärzte in der Osteopathie werden von der Deutschen Gesellschaft für Osteopathische Medizin und anderen Verbänden für Osteopathie angeboten. Der Abschluss besteht für Physiotherapeuten aus einem Zertifikat für Osteopathische Therapie bzw. aus einer Heilpraktikerprüfung. Ärzte erhalten ein Diplom für Osteopathische Medizin. Auch in Heilpraktikerschulen werden Lehrgänge in der Methode abgehalten. Zwar sind deutsche Osteopathen befähigt, Röntgenbilder zu interpretieren, sie dürfen jedoch keine Röntgenaufnahmen anordnen.

Manuelle Medizin

Fachärzte können sich in Deutschland seit 1979 in der manuellen Medizin weiterbilden. Deren Inhalte sind in der bundesweit geltenden Weiterbildungsverordnung festgelegt, die in Kursen der Berufs- und Fachverbände gelehrt und in einer kontinuierlichen Fortbildung aufgefrischt werden. Der Ausbildungsgang für Physiotherapeuten wird von den Spitzenverbänden der Krankenkassen festgelegt. Auf ärztliche Anweisung dürfen Physiotherapeuten mit einem Zertifikat die manuelle Medizin anwenden. Manipulationsgriffe an der Wirbelsäule dürfen sie jedoch nicht eigenständig durchführen. Masseure ohne Heilpraktikerzulassung dürfen die manuelle Medizin nicht anwenden.

Wofür wird die Behandlung angewendet?

Chiropraktik

In erster Linie wird die Chiropraktik heute zur Behebung von Gelenkproblemen, Rückenschmerzen und Verspannungen eingesetzt. Zudem wird sie auch bei Asthma, Fibromyalgie, Herz-Kreislauf-Problemen, Karpaltunnel-Syndrom, kindlichen Koliken, Kopfschmerzen, Migräne, Mittelohrentzündung, Ohrenerkrankungen, Regelbeschwerden, Unterleibsbeschwerden, Verdauungsproblemen und anderen Erkrankungen eingesetzt.

Osteopathie

Ziel der Osteopathie ist die Stärkung der Selbstheilungskräfte. Als ganzheitliche Methode soll sie bei vielerlei Beschwerden eingesetzt werden können. Hauptsächlich wird sie bei Rückenschmerzen und Problemen des Bewegungsapparates angewendet. Die Technik wird auch speziell für Kinder bei Koliken und Wirbelsäulenverkrümmung von Säuglingen, bei Verhaltensstörungen, kindlichem Kopfschmerz durch Belastungen in der Schule und Teilleistungsstörungen angeboten.

Manuelle Medizin

Die manuelle Medizin wird in erste Linie bei orthopädischen Funktionsstörungen, wie vorübergehende eingeschränkte Beweglichkeit des Rückens und der Glieder, Muskelverspannungen, Rückenschmerzen sowie Beschwerden bei Tennisarm, Knie- und Hüftarthrosen, eingesetzt.

Wann darf die Behandlung nicht eingesetzt werden?

Der erforderliche enge Körperkontakt zwischen Patient und Anwender kann als unangenehm empfunden werden. In diesem Fall ist von einer Behandlung mit der manuellen Medizin abzuraten.

Kinder, deren Knochenwachstum noch nicht abgeschlossen ist, sollte nicht mit der Methode behandelt werden. Auskunft hierüber kann eine Röntgenaufnahme der Hand geben.

Da eine Schwangerschaft zu einer vermehrten Beweglichkeit der Gelenke führt, besteht durch Manipulationstechniken erhöhte Verletzungsgefahr.

Bei älteren Menschen ist bei der Anwendung von Manipulationen besondere Vorsicht angebracht. Das Risiko von Knochenbrüchen ist bei ihnen durch eine verringerte Knochendichte erhöht. Zudem ist von Manipulationen an der Halswirbelsäule aufgrund des erhöhten Risikos einer Minderdurchblutung des Gehirns abzuraten.

Die manuelle Therapie kann Müdigkeit auslösen. In dieser Zeit sollte keine Fahrzeuge gelenkt, keine Maschinen bedient und keine Arbeiten ohne sicheren Halt verrichtet werden.

Weitere Gegenanzeigen sind fortgeschrittene Osteoporose, Knochenbrüche, Bandscheibenvorfall, massive Abnutzungserscheinungen, Rückenmarkfehlbildungen, Blutungen, akute Infektionskrankheiten, Schlaganfall, Tumorleiden und Metastasen sowie Lähmungen, die von der Lendenwirbelsäule ausgehen (Kaudasyndrom).

Manipulationstechniken sollten aufgrund der besonderen Gefahren nicht im Bereich der Halswirbelsäule angewendet werden. Auch bei Einnahme gerinnungshemmender Medikamente sollten keine Manipulationen im Bereich der Halswirbelsäule durchgeführt werden.

Welche Nebenwirkungen können auftreten?

Milde Nebenwirkungen wie Verschlimmerung der Schmerzen oder anhaltende Müdigkeit sowie vorübergehende lokale Beschwerden, z. B. Schmerzen oder blaue Flecken, treten sehr häufig nach chiropraktischen Manipulationen auf. Zwar sind bei der Behandlung der Brust- und Lendenwirbelsäule Probleme seltener, dennoch kann es zu Wirbelverletzungen, Bandscheibenschäden, Nervenlähmungen und Verschlimmerungen bestehender Leiden kommen.

Manipulationen an der Halswirbelsäule können Schlagadern einengen oder beschädigen. Dadurch kann im schlimmsten Fall die Durchblutung des Gehirns leiden, was zu Schwindel und Ohrensausen führen kann. Zudem können Schäden auftreten, die einem Schlaganfall ähneln, wie Seh-, Sprach- und Bewusstseinsstörungen, Lähmungen und Tod.

Eine bestehende Überbeweglichkeit eines Gelenks kann durch zu häufige Manipulation noch verstärkt werden. Zudem erhöht sich die Gefahr von Verletzungen, wenn Nachbargelenke nicht „verriegelt" werden.

Werden vor einer manuellen Behandlung keine Röntgenaufnahmen zu Rate gezogen, um Ausschließungsgründe festzustellen, steigt das Risiko von Fehlbeurteilungen und Fehlbehandlungen.

Ist die Methode wirksam?

Nachweise über eine therapeutische Wirksamkeit verschiedener manueller Techniken sind weder für Asthma noch für Regelbeschwerden (Dysmenorrhö), Karpaltunnel-Syndrom, Koliken bei Kindern, Kopfschmerzen, Nackenschmerzen, Rückenschmerzen und nicht von der Wirbelsäule ausgehende Schmerzen vorhanden. Auch für andere Beschwerden gibt es keine Nachweise. Da die Risiken der manuellen Medizin schwerwiegend sind und die Häufigkeit ernster Nebenwirkungen nicht abschätzbar ist, fällt die Nutzen-Risiko-Abwägung insgesamt negativ aus. Somit ist die manuelle Medizin zur Behandlung der genannten Erkrankungen „nicht geeignet".

Meditation

Die Meditation (lat. Meditatio, meditari = nachdenken, nachsinnen, überlegen) ist eine alte Praktik zur Sammlung und Konzentration. Ursprünglich wurde sie mit spirituellem Ziel, heute jedoch meist zur Entspannung und Verbesserung des gesundheitlichen Zustands eingesetzt.

Auf dem Pfad der Geschichte

Die Meditation entstand ursprünglich als ein Weg, das Bewusstsein von sich selbst zu vertiefen und das Verständnis vom eigenen Dasein auf spirituelle Inhalte zu erweitern. Erste Zeugnisse über die Meditation stammen aus Indien aus dem 2. Jahrtausend v. Chr. Sie fand Erwähnung in Schriften, die auch Ayurveda und Yoga zugrunde liegen. Im Rahmen des Taoismus entwickelte sich in China eine Schule der Meditation, die über den Zen-Buddhismus den Weg nach Japan fand.

Die großen abendländischen Religionen kennen ebenfalls Techniken der Meditation. Dies sind im Judentum die Kabbala, im Christentum das Gebet und Askese und im Islam der Sufismus.

Heute dient die Meditation entweder als Weg zu veränderten Bewusstseinszuständen oder als Technik, um den Umgang mit sich selbst und den Belastungen des modernen Lebens zu verbessern. Dabei werden im Wesentlichen drei Richtungen der Meditation praktiziert: in Yoga eingebettet, die buddhistisch orientierte Zen-Meditation und die transzendentale Meditation (TM). Oft kommt es zu einer Vermischung von Elementen verschiedener Richtungen. Auch Zweck und Ziel der Meditation sind nicht immer genau definiert.

Transzendentale Meditation

Grundlage dieser Meditationsrichtung sind altindische Quellen. Seit 1958 wird die Methode von dem Inder Maharishi Mahesh Yogi weltweit propagiert und kommerzialisiert.

Was steckt dahinter?

Ziel der Meditation ist es, dass der Einzelne die Begrenztheit seines Körpers, der Wahrnehmung und der menschlichen Existenz überwindet und sich mit einem übergeordneten Prinzip vereint. Dieses trägt je nach Richtung verschiedene Namen, etwa Kosmos, Tao oder Gott. Dem gegenüber steht die kommerzielle Sichtweise der Verbesserung der geistigen und körperlichen Fitness.

Im Laufe der Geschichte haben sich eine Vielzahl von Formen und Techniken der Meditation entwickelt, die unter verschiedenen Aspekten zusammengefasst werden können. Beispielsweise können die konzentrierenden und entfaltenden Methoden vereint werden. Bei den konzentrierenden Methoden wird die Aufmerksamkeit auf einen einzigen Gegenstand gerichtet. Umweltreize werden ausgeblendet und das Bewusstsein auf das Objekt konzentriert. Die entfaltenden Methoden hingegen leiten den Meditierenden dazu an, gänzlich leer zu werden und keine Gedanken mehr zu haben. Außenreize werden nicht ausgeschlossen, sondern aufgenommen, jedoch vom Bewusstsein nicht verarbeitet. Es gibt auch Techniken, die Elemente beider Methoden in sich vereinen.

Bei der Meditation ist es üblich, dass der Praktizierende meist lange Zeit in ungewöhnlichen Körperhaltungen verharrt. Eine Anforderung ist es, die auftretenden Schmerzen zu ertragen und irgendwann nicht mehr zu spüren. Auf diese Weise werden äußere Grenzen überwunden.

Es können während der Meditation acht Gemütszustände eintreten, die in feinkörperliche Vertiefungen und körperliche Vertiefungen unterteilt sind. Diese Gemütszustände sind angenehmes Körpergefühl, Freude, Zufriedenheit, absolute Ruhe, unendlicher Raum, unendliches Bewusstsein, Nichtheitsgebiet und weder Wahrnehmung noch Nichtwahrnehmung.

Transzendentale Meditation

In der transzendentalen Meditation soll ein Bewusstseinszustand erreicht werden, der transzendentales oder kosmisches Bewusstsein genannt wird.

In verschiedenen Studien wurden Meditierende auf Veränderungen während der Meditation untersucht. Diese beschrieben Empfindungen und Zustände, die für Menschen ohne Meditationserfahrung schwer nachvollziehbar sind. Beobachtet wurden:

- Ein etwa um die Hälfte verringerter Sauerstoffverbrauch
- Gesunkene Herzschlagfrequenz um ca. sieben Schläge pro Minute
- Deutlich gesunkener Blutdruck
- Verringerte Muskelspannung
- Verringerte Konzentration der Stresshormone Adrenalin und Kortisol im Blut
- Veränderung der Konzentration an Schilddrüsen-, Wachstums- und Sexualhormonen im Blut
- Gesunkener Cholesteringehalt des Blutes
- Gehobene Stimmung während der Meditation
- Messbar gestiegener Hautwiderstand
- Im EEG sind Alpha-Wellen seltener, aber dafür stärker ausgeprägt. Dies ist ein Zeichen für einen entspannten und beruhigten Zustand.
- Bei sich weiter vertiefender Meditation treten im EEG Theta-Wellen auf, die als Merkmal tiefer innerer Beruhigung und Entspannung bei gleichzeitig gesteigerter Wachheit gelten.
- Beide Gehirnhälften arbeiten nach längerer Meditationspraxis besser zusammen, was zu einer verbesserten Denkfähigkeit und emotionalen Stabilität führen soll.

Wie wird die Behandlung durchgeführt?

Der Meditierende nimmt meist eine auf dem Boden aufrecht sitzende Position ein. Eine gefaltete Decke, eine Meditationsbank oder ein Meditationskissen können hierbei als Hilfsmittel dienen, die Zeit des regungslosen Sitzens besser zu überstehen.

Yoga-Meditation

Körperübungen und gezieltes Atmen leiten die Meditation ein. Anschließend folgt die Konzentration auf innerseelische Zustände und einzelne Körperbereiche. Während dieser Phase sind die Augen des Meditierenden geschlossen.

Zen-Meditation

Bei der Sitzmeditation des Zen, dem sogenannten Zazen, sitzt der Meditierende mehrere Stunden am Tag und meditiert mit offenen Augen. Der Atem ist das Meditationsobjekt. Er wird gezählt, beobachtet und begleitet, aber nicht beeinflusst. Auch langsames Gehen kann Zen-Meditation sein. Eine andere Form der Zen-Meditation ist der sogenannte Rinzai. Hierbei konzentriert sich der Meditierende auf ein „Koan", eine Aufgabe, die durch rationales Denken nicht lösbar ist.

Transzendentale Meditation

Die transzendentale Meditation wird üblicherweise zweimal täglich zwanzig Minuten mit geschlossenen Augen ausgeführt. Als Meditationsobjekt dient ein Bild (Mandala), ein Satz (Mantra) oder eine Klangfolge.

Welche Ausbildung haben die Behandler?

Die Meditation kann im Rahmen eines Yogatrainings erlernt werden. Menschen, die den spirituellen Weg des Zen schon ein Stück weit gegangen sind, unterrichten die Zen Meditation. Hierbei wird regelmäßig in Räumen, den Dojos, meditiert.

Transzendentale Meditation

Die Transzendentale Meditation wird in der Regel von Personen aus dem Umkreis des Maharishi Ayurveda unterrichtet. Sie erhalten hierfür eine einjährige Ausbildung von der Organisation.

Wofür wird die Behandlung angewendet?

Prinzipiell ist die Meditation kein Verfahren, mit dem Störungen und Krankheiten behandelt werden. Ihre entspannende Wirkung wird jedoch zum Stressabbau und zur Besserung von Störungen, die mit einer Überlastung zusammen hängen, medizinisch genutzt. Auch bei Angststörungen und Phobien, chronischen Schmerzen, erhöhtem Blutdruck und zur Verringerung weiterer Risikofaktoren, die an der Entstehung koronarer Herzerkrankungen beteiligt sind, wird die Meditation empfohlen. Regelmäßiges Meditieren soll bei Asthmatikern den Medikamentenbedarf verringern und bei Drogenabhängigen die Entzugsbehandlung unterstützen.

Transzendentale Meditation

Die Transzendentale Meditation wird bei praktisch allen chronischen Krankheiten und deren Risikofaktoren, Funktions- und Befindlichkeitsstörungen eingesetzt. Außerdem soll sie Krebserkrankungen und Aids heilen, Alterungsvorgänge bremsen und alle Erkrankungen günstig beeinflussen, die auf einem geschwächten Immunsystem beruhen.

Wann darf die Behandlung nicht eingesetzt werden?

Die Meditation darf nicht bei Psychosen und Schizophrenie eingesetzt werden.

Für Kinder empfiehlt sich eine modifizierte Technik, die nur fünf bis zehn Minuten dauert. Das Ziel der Meditation ist hier, ihre Merk-, Konzentrations- und Koordinationsfähigkeit zu verbessern.

Welche Nebenwirkungen können auftreten?

Meditation kann psychisch labile Menschen und solche, die unerkannt zu psychischen Störungen neigen, aus dem Gleichgewicht werfen und zu Geisteskrankheit führen. Meditationslehrer können psychische Krisen kaum auffangen, da sie nicht die entsprechende Ausbildung besitzen.

Bei der transzendentalen Meditation besteht das Risiko der Abhängigkeit von der TM-Vereinigung.

Ist die Methode wirksam?

Bei Asthmabeschwerden, hohem Blutdruck und anderen Risikofaktoren von Herz-Kreislauf-Erkrankungen, Beschwerden einer Gelenkentzündung, Schlafstörungen und Stress gibt es Hinweise auf eine therapeutische Wirksamkeit der Meditation. Wird das Verfahren sachgemäß durchgeführt, sind die Risiken gering. Die Nutzen-Risiko-Abwägung fällt daher positiv aus und die Meditation ist bei den genannten Anwendungsgebieten „geeignet".

Transzendentale Meditation

Zwar gibt es Hinweise auf positive Effekte beim Reizdarmsyndrom und bei Epilepsie, doch die Methode ist nicht ohne Risiko. Deshalb fällt die Nutzen-Risiko-Einschätzung insgesamt negativ aus. Die Transzendentale Meditation ist zur Behandlung von Erkrankungen und Störungen „nicht geeignet".

Neuraltherapie nach Huneke

Die Neuraltherapie ist ein Verfahren zur Diagnose und Therapie von Erkrankungen. Durch das Einspritzen von lokalen Betäubungsmitteln (Anästhetika) unter die Haut werden Erkrankungen aufgespürt, Schmerzen gelindert und Krankheiten geheilt.

Auf dem Pfad der Geschichte

Die Neuraltherapie wurde maßgeblich durch die Ärzte Ferdinand und Walter Huneke entwickelt. Ferdinand Huneke (1891 – 1966) injizierte 1925 seiner an chronischer Migräne leidenden Schwester Procain versehentlich in die Vene statt in den Muskel. Statt schwerwiegenden Komplikationen wie Krampfanfällen und Herzrhythmusstörungen beobachtete Huneke eine schlagartige und bleibende Heilung. Ferdinand und Walter Huneke forschten daraufhin weiter an der therapeutischen Anwendung von Procain und entwickelten die sogenannte Segmenttherapie als Teil der Neuraltherapie.

Als Huneke 1940 die Unterschenkelwunde einer Patientin mit einer betäubenden Injektion behandelte, verschwanden ihre Schmerzen an der Schulter der gegenüberliegenden Körperhälfte. Er benannte dies als Sekundenphänomen und entwickelte daraus die sogenannte Störfeldtherapie, die er in den Mittelpunkt seiner Lehre stellt. Gleichzeitig entwickelten Huneke und seine Anhänger jedoch auch weitere Erklärungsmodell für ihre Methode.

1958 wurde die Internationale medizinische Gesellschaft für Neuraltherapie nach Huneke e.V. gegründet. Die Methode ist vor allem in Deutschland, Österreich, Italien und der Schweiz verbreitet.

Was steckt dahinter?

Das Konzept der Neuraltherapie stützt sich auf zwei Grundsätze – die Störfeldtheorie und die Segmenttherapie.

Die Störfeldtheorie besagt, dass krankhafte Prozesse oder Veränderungen wie Verletzungen, Entzündungen oder Narben in einem Organ den Gesamtorganismus schwächen und Beschwerden in anderen Körperregionen verursachen können. Diese Störfelder (auch Herd, Fokus oder Irritationszentrum) können eine Zeit lang vom Körper ausbalanciert werden. Bestehen sie jedoch zu lange oder kommen andere Faktoren wie Infektionen oder Operationen hinzu, werden sie aktiviert und organische Leiden entstehen. Die häufigsten Störfelder befinden sich in den Mandeln, den Nasennebenhöhlen, der Zahn-Kiefer-Region, der Schilddrüse und in Narben und verheilten Knochenbrüchen. Huneke ging hierbei von drei Lehrsätzen aus:

1. Jede chronische Erkrankung kann störfeldbedingt sein
2. Jede Körperstelle kann zu eine Störfeld werden
3. Jede Störfelderkrankung ist nur durch Ausschaltung des Störfeldes therapierbar

Ob ein Störfeld tatsächlich aktiv ist, erkennen die Therapeuten daran, dass die Injektion eines lokalen Betäubungsmittels in ein Störfeld Beschwerden verschwinden lässt.

Die Segmenttheorie geht davon aus, dass eine nervale Verbindung zwischen Haut und Organen besteht und jeder Körperabschnitt einem Hautareal zugeordnet werden kann. Diese Bereiche werden Head-Zonen genannt. Ist nun die Haut in einer Zone besonders empfindlich, wird davon ausgegangen, dass es sich um eine Erkrankung in dem zugehörigen inneren Organ handelt. Durch eine Injektion in die Haut wird die Erkrankung behandelt, gelindert und geheilt. Die Anwendung der Lokalanästhetika erfolgt bei der Neuraltherapie nicht im herkömmlichen therapeutischen Sinn, sondern zur Regulierung des vegetativen Nervensystems und der Organsysteme.

Für die Wirkung der Neuraltherapie gibt es verschiedene Ansätze. So gilt die Wirkung des örtlichen Betäubungsmittels als Impuls für die Heilung. Eine andere Theorie besagt, dass nicht das Betäubungsmittel und sein schmerzlindernder Effekt zur Heilung führen. Vielmehr hat der Einstich einen Einfluss auf den gestörten Regelkreis ähnlich der Akupunktur. Ein weiterer Erklärungsansatz besagt, dass kranke Zellen im Gegensatz zu gesunden Zellen eine Nullladung besitzen. Durch die Neuraltherapie wird der Ladungsunterschied reguliert. Der Neuraltherapeut Otto Bergsmann geht davon aus, dass jedes Krankheitsgeschehen aufgrund der Vernetzung der Systemstrukturen im Körper auch alle anderen Strukturen beeinträchtigt. Dem gegenüber steht die Theorie des Arztes Alfred Pischinger, die nach der alle Informationen von der Flüssigkeit, die die Zellen umspült, verbreitet werden. Dazu gehören auch die krankmachenden Informationen. Alle Ansätze haben gemeinsam, dass die Injektion die entgleisten Regulationsvorgänge normalisiert und dadurch chronische Beschwerden gelindert werden können.

Die Suche nach dem Störfeld erfolgte früher durch sogenannte Provokationstests. Heute wird die wirksame Einstichstelle zur Behandlung durch Testinjektionen an verschiedenen Stellen gesucht. Es wird ausprobiert, wo ein starker Effekt erreicht werden kann.

Die Fernwirkung der Störfeldtheorie ist bisher nicht nachgewiesen worden. Zudem ist nicht eindeutig definiert, was ein Störfeld, Herd oder Fokus ist und welche Krankheiten dadurch hervorgerufen werden können. Die Annahme einer Verbindung zwischen Störfeld und einem entfernt erkrankten Organ beruht auf keiner wissenschaftlichen Grundlage. Die Betäubungsmittel blockieren nicht die vermuteten Störimpulse der kranken Zellen, sondern die Weiterleitung des Impulses der Nervenfasern. Zellen mit einem Nullpotential, die laut Dosch ein Störfeld darstellen, sind tot und können auch nicht wiederbelebt werden.

Da die Grundlage der Neuraltherapie, das Sekundenphänomen, nur sehr selten auftritt, wird es auf die suggestive Kraft des Therapeuten zurückgeführt. Die Suche einer geeigneten Einstichstelle kommt dem Prinzip von Versuch und Irrtum gleich und liefert nur selten verwertbare Aussagen. Ob Wurzelfüllungen und tote Zähne als Herde gelten, ist auch unter Neuraltherapeuten umstritten. Da entsprechende Sanierungseffekte nicht nachweisbar sind, sind die Therapeuten mittlerweile davon abgekommen, alle herdverdächtigen Zähne zu ziehen.

Der Erfolg der Schmerztherapie nach der Segmenttheorie wird auf die Blockade der Schmerzleitung zurück geführt. Das Lokalanästhetikum schaltet durch das Umspritzen von Nerven, Nervenenden, Nervenwurzeln und -knoten die Schmerzquelle aus. Dadurch werden die reflektorischen Muskelverspannungen und ihre vegetativen Begleiterscheinungen, die durch den Schmerz ausgelöst werden, verhindert.

Wie wird die Behandlung durchgeführt?

Diagnose

Vor der Behandlung sollte eine ärztliche Untersuchung durchgeführt und die Krankengeschichte mit Vorerkrankungen und durchgeführten Operationen aufgenommen werden. Anschließend untersucht der Neuraltherapeut den Körper durch Abtasten und bestimmt den Ort der Schmerzen genau. Hierzu werden auch oft Injektionen verwendet. Wird der Schmerzbereich verstärkt, ist dies ein Hinweis auf ein Störfeld. Ebenso kann es jedoch auch darauf hindeuten, dass der vermutete Irritationsort nicht getroffen wurde. Das Auftreten eines Sekundenphänomens gilt als Beweis dafür, dass ein Störfeld gefunden und beseitigt wurde. Eine sofortige Besserung wird nicht als Fernstörung, sondern als eigenständige Erkrankung gewertet.

Behandlung

Die Behandlung mit der Neuraltherapie nach Huneke besteht aus der Segmenttherapie und der Störfeldsanierung. Bei der Segmenttherapie injiziert der Neuraltherapeut, nachdem er die empfindlichen Hautregionen ertastet hat, ein örtliches Betäubungsmittel, meist Procain, Lidocain oder Novocain, an verschiedenen Stellen dieser Region knapp unter die Haut. Auf diese Weise werden Schmerzen im Bewegungsapparat gelindert oder ein erkranktes Organ beeinflusst. Die Behandlung erfolgt mehrmalig im Abstand weniger Tage.

Zur Schmerzbehandlung können auch tiefe Stichtechniken eingesetzt werden. Hierbei wird die Injektionsnadel bis zu 12 cm tief in die sogenannten Triggerpunkte der Muskeln oder in Gelenke, Sehnen oder den Wirbelkanal gestochen.

Bei einer Störfeldsanierung werden um den Herd, der die Ursache für eine chronische Krankheit ist, mehrere Injektionen gesetzt. Auf diese Weise wird eine Fremdwirkung auf die erkrankte Region erreicht. Je nach Diagnose können auch Einspritzungen in die Magengrube, in den Bauchraum an die Eierstöcke heran, an die vegetativen Nervengeflechte des kleinen Beckens, in die Prostata, in den Nabel und in die Schilddrüse erfolgen. Durch wiederholte Behandlungen soll eine weitest mögliche Beschwerdefreiheit erzielt werden.

Welche Ausbildung haben die Behandler?

Die Internationale medizinische Gesellschaft für Neuraltherapie nach Huneke – Regulationstherapie e.V. regelt die Ausbildung zum Neuraltherapeuten für Ärzte, die mit einem Zertifikat abgeschlossen wird. Auch Heilpraktikerschulen bilden in der Neuraltherapie nach Huneke aus. Angeboten wird die Methode in freien Praxen von Allgemeinmedizinern und Orthopäden, in Kurkliniken und von Heilpraktikern.

Wofür wird die Behandlung angewendet?

Der Anwendungsbereich der Neuraltherapie ist sehr breit gefächert. Er umfasst von Kopf bis zum Unterleib und der Haut alle Organe. Beispielsweise können Bluthochdruck, Kinderlosigkeit und Zwölffingerdarmgeschwüre behandelt werden. Mit der Methode sollen außerdem unklare Beschwerden diagnostiziert werden können.

Lokale Betäubungsmittel finden in der konventionellen Medizin maßgeblich bei Schmerzen des Bewegungsapparats und Weichteilrheumatismus, aber auch bei Nervenschmerzen und Kopfschmerzen Anwendung.

Wann darf die Behandlung nicht eingesetzt werden?

Die Neuraltherapie nach Huneke sollte nicht bei schweren Herzrhythmusstörungen, ausgeprägter Herzschwäche, schwerem Bluthochdruck, Blutgerinnungsstörungen, während der Einnahme gerinnungshemmender Medikamente, bei Magengeschwüren, Infektionen im Behandlungsgebiet und bei einer bestehenden Allergie gegen das Betäubungsmittel eingesetzt werden.

Auch bei psychischen Erkrankungen, Erbleiden, Mangelzuständen, narbiger Organveränderung, fortgeschrittenen Infektionskrankheiten, Tumorerkrankungen, Myasthenia gravis und nach Röntgenbestrahlung ist von der Anwendung der Methode abzuraten.

Werden Herzmittel mit den Substanzen wie Diltiazem und Verapamil, das Schmerzmittel Pethidin, das Beruhigungsmittel Diazepam oder Mittel gegen Krämpfe mit dem Wirkstoff Phenytoin eingenommen, ist von einer Langzeitanwendung der Neuraltherapie abzuraten.

Betablocker und Calciumantagonisten können die Nebenwirkungen der Lokalanästhetika verstärken. Das Betäubungsmittel Procain kann die Wirkung der Antibiotika von Sulfonamid-Typ herabsetzen. Ebenso kann es die Wirkung von Cholesterasehemmern steigern.

Während der Schwangerschaft und Stillzeit und bei Kindern unter 14 Jahren sollte die Neuraltherapie nach Huneke nicht angewendet werden.

Welche Nebenwirkungen können auftreten?

An den Einstichstellen können Infektionen und lokale allergische Erscheinungen wie Juckreiz und Rötungen auftreten.

Die Lokalanästhetika können zu einem Absinken der Pulsfrequenz, Störungen der Impulsleitung im Herz und Herzstillstand sowie Methämoglobinämie, die mit Blausucht, Kopfschmerzen und Atemnot einher geht, hervorrufen. Bei Menschen mit einer Überempfindlichkeit gegen örtliche Betäubungsmittel können Schwindel und Übelkeit und in seltenen Fällen auch gefährliche Nebenwirkungen am Zentralnervensystem auftreten. Diese äußern sich durch Brechreiz, Unruhe, Angstzustände, Zittern, Seh- und Sprachstörungen sowie Muskelzuckungen, epileptische Anfälle, Atemlähmungen, schwerwiegende Herzprobleme und Kollaps.

Vor allem bei der Verwendung von Procain können schwere allergische Reaktionen wie Anschwellen des Gesichts, des Mundes und Atemprobleme auftreten.

Wird die Injektion falsch gesetzt, bzw. wird zu schnell oder zu viel gespritzt, können Blutdruckabfall, Desorientierung, Unruhe, Zittern, Sprach- und Sehstörungen, Krampfanfälle, Muskelzuckungen und Fieber auftreten. Zudem besteht die Gefahr von Kreislauf- und Herzrhythmusstörungen und Herzstillstand.

Werden die tiefen Stichtechniken ohne Sichtkontrolle angewendet, kann es zu inneren Blutungen, Organverletzungen, Lähmungen und im schlimmsten Fall auch zum Tod kommen.

Ist die Methode wirksam?

Für die Anwendungsgebiete Multiple Sklerose und myofasziales Schmerzsyndrom konnte die Wirkung der Neuraltherapie nach Huneke bisher nicht ausreichend nachgewiesen werden. Zu den anderen Anwendungsbereichen liegen keine Studien vor. Zwar treten Nebenwirkungen eher selten auf, trotzdem ist die Risiko-Nutzen-Abwägung insgesamt eher negativ. Die Neuraltherapie ist deshalb für die genannten Anwendungen „nicht geeignet".

Orthomolekulare Medizin

Die orthomolekulare Medizin (orthos = richtig, Moleküle = Baustein) ist eine von dem amerikanischen Chemiker Linus Pauling entwickelte Methode der Alternativmedizin. Hierbei werden dem Körper verschiedene Substanzen wie Vitamine, Spurenelemente und Mineralstoffe in großer Dosis zugeführt.

Auf dem Pfad der Geschichte

Nach der Entdeckung der Vitamine und deren industrieller Herstellung in großen Mengen wurde ihre Wirkung bei verschiedenen Krankheiten erforscht. So setzten beispielsweise die Ärzte Dr. Abram Hoffer und Dr. Humphry Osmond in den 1950er Jahren hohe Dosen der Vitamine B3 und C bei schizophrenen Psychosen ein. Der zweifache Nobelpreisträger Linus Pauling formulierte 1967 das Konzept der orthomolekularen Psychiatrie und schuf damit die Grundlage der orthomolekularen Medizin. Pauling war der Meinung, dass mit der hoch dosierten Zufuhr von Stoffen, die im Körper vorhanden sind, der Körper gesund erhalten und Erkrankungen behandelt werden können.

Mehrere Gesellschaften beschäftigen sich mit den Inhalten und der Verbreitung der orthomolekularen Medizin. Auch auf die Erforschung der Methode wird Wert gelegt.

Was steckt dahinter?

Die orthomolekulare Medizin geht davon aus, dass chronische Krankheiten durch einen Mangel an Vitaminen, Mineralstoffen und Spurenelementen – von den Vertretern der Methode auch als Nährstoffe bezeichnet – entstehen. Der Körper wird dabei schon durch einen geringen Mangel über einen längeren Zeitraum geschädigt. Ein solcher Mangel äußert sich durch unspezifische Symptome wie Erkältungsbereitschaft, Leistungsminderung und Konzentratrionsschwäche. Bei einem längeren, geringfügigen Mangel kommt es zu Herz-Kreislauf- und Krebserkrankungen. Mit der Zufuhr hoher Dosen sogenannter Nährstoffe kann diesen Krankheiten vorgebeugt werden.

Eine andere Gefahr für die Gesundheit stellt oxidativer Stress dar. Hierbei wirken Sauerstoffradikale, die durch Umweltbelastung in den Körper gelangen oder direkt im Körper gebildet werden, im Körper. Dadurch werden Schutzmechanismen aktiviert, an denen die Vitamine C und E sowie Beta-Carotin beteiligt sind.

Es wird davon ausgegangen, dass die Wirkung der verschiedenen Substanzen über das Immunsystem vermittelt wird. Aus diesem Grund wird die orthomolekulare Medizin auch oft als immunmodulierendes Verfahren bezeichnet. Immunonutrition bezeichnet hierbei die Versorgung mit den Nährstoffen.

Die orthomolekulare Medizin verwendet medizinisches Wissen in nichtwissenschaftlicher Weise. So ist weitestgehend geklärt, welche biochemischen Vorgänge in Zellen und Geweben ablaufen und welche Rolle Vitamine, Mineralstoffe und Spurenelemente dabei spielen. Darauf beruhend wurden Empfehlungen entwickelt, wie viel von diesen Substanzen ein gesunder Mensch aufnehmen sollte. Diese Mengen sind ausreichend, um auch Krankheiten vorzubeugen. Um den benötigten Bedarf zu decken, ist eine ausgewogene Ernährung mit reichlich Obst, Gemüse und Milchprodukten ausreichend. Hohe Dosierungen, wie sie in der orthomolekularen Medizin üblich sind, sind zur Vorbeugung von Erkrankungen nicht notwendig. Zudem können diese nur durch pharmazeutische Mittel erreicht werden.

Dass Sauerstoffradikale an der Entstehungen von chronischen Erkrankungen, die im Alter gehäuft auftreten, und der bösartigen Veränderung von Zellen beteiligt sind, ist wissenschaftlich nachgewiesen. Eine Wirksamkeit hoher Dosierungen von Vitaminen als Radikalfänger bei oxidativem Stress ist jedoch nicht belegt.

Wie wird die Behandlung durchgeführt?

Diagnose

Vor einer Behandlung mit der orthomolekularen Medizin wird die Versorgung mit Vitaminen und anderen Substanzen überprüft. Hierzu werden verschiedene Diagnosemethoden eingesetzt. Neben den allgemein üblichen Laboruntersuchungen von Blut und Urin werden auch Spezialtests und eine Haarmineralanalyse durchgeführt.

Behandlung

In der orthomolekularen Medizin werden Vitamine, Spurenelemente, Mineralstoffe, Fettsäuren und Aminosäuren verabreicht. Oft werden sie kombiniert eingesetzt, da sie so gegenseitig ihre Wirkung fördern sollen.

Es wird empfohlen, bereits in jungen Jahren regelmäßig die Wirkstoffmischungen einzunehmen. Die Einnahme soll bis ins hohe Alter fortgesetzt werden. Die benötigte Menge an Vitamin C in diesen Wirkstoffgemischen wird durch individuelle Versuche ermittelt. Dazu werden zunächst 3-6 g Vitamin C eingenommen. Die Dosis wird jeden Tag um 2 g gesteigert bis sich Anzeichen für eine Überdosierung, wie Durchfall, zeigen. Anschließend wird die eingenommene Menge täglich um 1-2 g reduziert, bis der Durchfall nachlässt. Die Menge an Vitamin C, die auf diese Weise ermittelt wird, gilt als individueller Vitamin-C-Bedarf. Ist der Arzt der Meinung, dass mehr Vitamin C notwendig ist, als der Patient verträgt, wird es injiziert. Es können auch andere Substanzen gespritzt werden.

Selbstbehandlung

Die Einnahme der Wirkstoffe wird zur Krankheitsvorbeugung und -behandlung auch ohne ärztlichen Rat empfohlen.

Welche Ausbildung haben die Behandler?

Zur Anwendung der orthomolekularen Medizin ist keine spezielle Ausbildung nötig. Die einzelnen Gesellschaften der orthomolekularen Medizin bieten eine einheitliche standartisierte Ausbildung, deren Inhalte und Qualitätsansprüche festgelegt sind, für Interessierte an. Den Abschluss bildet eine Prüfung, die mit einem "Diplom" bestanden wird. Zielgruppe dieser Ausbildung ist nichtärztliches Personal, wie etwa Arzthelferinnen und andere in Arztpraxen tätige Personen.

Manchmal wird die orthomolekulare Medizin auch im Rahmen der IGeL (individuelle Gesundheitsleistungen) in Arztpraxen angeboten. Hierbei müssen die ärztlichen Leistungen und empfohlenen Substanzmischungen selbst bezahlt werden.

Wofür wird die Behandlung angewendet?

Hauptanwendungsgebiete der orthomolekularen Medizin sind die Erhaltung der geistigen und körperlichen Leistungsfähigkeit, die Vorbeugung von Krankheiten und das Heilen bestehender Krankheiten. Zudem wird sie auch im "Anti-Aging"-Bereich eingesetzt, um den Alterungsprozess zu verlangsamen. Damit wird praktisch der gesamte Bereich der Medizin abgedeckt.

Die orthomolekulare Medizin wird außerdem im Rahmen der orthomolekularen Psychiatrie angewendet. Mit der Methode sollen psychiatrische Krankheiten, vor allem Schizophrenie, aber auch antisoziales Verhalten, wie es bei Straffälligen häufig auftritt, behandelt werden.

Wann darf die Behandlung nicht eingesetzt werden?

Für Einzelsubstanzen der orthomolekularen Medizin gelten verschiedene spezielle Gegenanzeigen. Die hier aufgeführten Substanzen sollten deshalb nicht in hoher Dosierung eingenommen werden:

- Vitamin A: Erheblich erhöhter Blutdruck, Leber- oder Nierenschaden und Thromboseneigung. Auch Leber und ihre Produkte (z. B. Lebertran oder Leberwurst) enthalten Vitamin A, das zu der Dosierung der Präparate hinzugerechnet werden muss.
- Vitamin C: Nierenschwäche und die Neigen zur Bildung von Harn- und Nierensteinen.
- Vitamin D: Zu hoher Calciumgehalt des Blutes, eingeschränkte Nierenfunktion, Neigung zur Bildung von Harn- oder Nierensteinen und Herzkrankheiten. Vitamin D kann bei Sarkoidose, Mangel an Parathormon und bei regelmäßiger Dialyse zu stark wirken.
- Eisen: Krankheiten, bei denen der Eisenstoffwechsel im Körper gestört ist.
- Iod: Autonome Knoten der Schilddrüse und Schilddrüsenüberfunktion. In diesen Fällen kann Iod zu einer Stoffwechselkrise führen.
- Kalium: Eingeschränkte Nierenfunktion. Verbleibt zu viel Kalium im Körper können Herzrhythmusstörungen auftreten.
- Calcium: Eingeschränkte Nierenfunktion, Neigung zur Bildung von Harn- oder Nierensteinen, erhöhter Calciumgehalt des Blutes und hohe Dosierung von Vitamin D.
- Magnesium: Eingeschränkte Nierenfunktion, Neigung zur Bildung bestimmter Harn- oder Nierensteine, Herzrhythmusstörungen und verlangsamter Herzschlag.
- Zink: Autoimmunerkrankungen und schwere Nierenstörungen.

Es sind für alle Einzelsubstanzen die Wechselwirkungen mit Arzneistoffen zu beachten. Bei zugelassenen Arzneimitteln sind diese im Beipackzettel angegeben.

Während der Schwangerschaft sollten nicht mehr als 10000 I.E. Vitamin A eingenommen werden, da es sonst zu Fehlbildungen kommen kann. Auch andere Vitamine sollten nicht in hoch dosierter Form eingenommen werden.

Welche Nebenwirkungen können auftreten?

In der orthomolekularen Medizin werden oft Diagnosemethoden, wie die Haarmineralanalyse, eingesetzt, die nicht anerkannt sind. Mit ihnen kann ein Mangel an Vitaminen, Mineralstoffen oder Spurenelementen nicht sicher festgestellt werden. Zudem können sie teilweise sehr teuer sein.

Eine Überdosierung der fettlöslichen Vitamine A, D, E, und K kann zu Störungen und Krankheiten führen. Zwar werden wasserlösliche Vitamine bei hoher Dosierung wieder ausgeschieden. Es können dennoch unerwünschte Wirkungen auftreten. Werden hohe Dosierungen von Vitaminen bei Krebserkrankungen eingesetzt, besteht das Risiko, dass das Tumorwachstum beschleunigt wird. Soll das Immunsystem angeregt werden, ist auf die Dosis des Mittels und den Zeitpunkt der Gabe zu achten, da sonst das Abwehrsystem unterdrückt werden kann.

Weitere unerwünschte Wirkungen, die bei Überdosierung auftreten können:

- Vitamin A: Bei einer Überdosierung kann es zu irreparablen Schäden an Leber, Knochen und der Sehfähigkeit kommen. Es können außerdem chronische Schmerzen im Bewegungsapparat und an den Muskel auftreten. Maximale unbedenkliche Dosis: 3 mg/Tag

- Vitamin B_1 und B_6: Bei einer Überdosierung können Muskelschwäche und Nervenstörungen, ähnlich einer Neuropathie, auftreten. Maximale unbedenkliche Dosis: B_1 = 200 mg/Tag, B_6 = 100 mg/Tag bei kurzzeitiger Anwendung, 50 mg/Tag bei Langzeitanwendung

- Niazin (Vitamin B$_3$): Hohe Dosen können Hautrötungen, Juckreiz, Übelkeit, Erbrechen und Magen-Darm-Störungen hervorrufen. Bei Langzeiteinnahme können Leberfunktionsstörungen, Augenprobleme und ein gestörter Zuckerstoffwechsel auftreten. Maximale unbedenkliche Dosis: 35 mg/Tag
- Folsäure: Überdosierungen können Albträume, Unruhe und Missstimmungen hervorrufen. Zudem können die Symptome eines Vitamin-B$_{12}$-Mangels überdeckt werden.
- Vitamin C: Eine Überdosierung kann die Funktion der weißen und roten Blutkörperchen beeinträchtigen sowie die Bildung von Nierensteinen fördern.
- Vitamin D: Hohe Mengen können den Calciumspiegel des Blutes erhöhen, was Kalkablagerungen in allen Körpergeweben, hauptsächlich aber Nieren und Herzkranzgefäße, fördert. Zudem können häufiger Knochenbrüche auftreten. Maximale unbedenkliche Dosis: 50 µg/Tag
- Vitamin E: Bei einer Überdosierung kann die Blutgerinnung beeinträchtigt werden. Weitere Nebenwirkungen sind Kopfschmerzen, Müdigkeit, Muskelschwäche, Magen-Darm- und Sehstörungen. Bestehen Infektionen der oberen Atemwege können die Symptome verschlimmert werden. Maximale unbedenkliche Dosis: 200 mg/Tag
- Vitamin K: Eine Überdosierung kann die Blutbildung stören und die Leber schädigen.
- Bor: Es besteht das Risiko, dass bei einer Langzeiteinnahme die Fruchtbarkeit von Männern beeinträchtigt wird.
- Calcium: Die Überdosierung von Calcium kann Bauch- und Kopfschmerzen, hohen Blutdruck und Kalkablagerungen in den Geweben hervorrufen. Zudem können die Mineralzusammensetzung im Blut beeinträchtigt und Nierenstörungen hervorgerufen werden. Maximale unbedenkliche Dosis: 1,5 g/Tag
- Eisen: Hohen Mengen an Eisen führen zunächst zu Bauchschmerzen und Durchfällen und können schließlich zu schweren Magen-Darm-

Schäden führen. Es können auch die Leber, die Blutzusammensetzung und das Herz geschädigt werden. Maximale unbedenkliche Dosis: 17 mg/Tag

- Kalium: Die Zusammensetzung des Blutes kann sich verändern und es kann zu Störungen der Atmung und des Herzrhythmus kommen. Maximale unbedenkliche Dosis: 3,7 g/Tag

- Kupfer: Bei einer Überdosierung kann es zu Magen-Darm-Beschwerden kommen. Maximale unbedenkliche Dosis: 1-1,5 mg/Tag

- Magnesium: Hohe Mengen an Magnesium führen zu Durchfall. Maximale unbedenkliche Dosis: 400 mg/Tag

- Mangan: Eine zu hohe Dosierung kann zu Nervenschäden führen. Diese können umso schwerer ausfallen, je höher die Dosierung ist und je länger das Mittel eingenommen wird. Zudem können Muskelschmerzen, Müdigkeit, Zittern, Gedächtnisstörungen und unkontrollierte Bewegungen auftreten.

- Molybdän: Es können kropfähnliche Erscheinungen und Gelenkschmerzen auftreten. Maximale unbedenkliche Dosis: 1 mg/Tag

- Nickel: Das Spurenelement wirkt stark allergisierend. Maximale unbedenkliche Dosis: 0,5 – 0,7 mg/Tag

- Phosphor: Es können Magen-Darm-Beschwerden auftreten. Maximale unbedenkliche Dosis: 250 mg/Tag

- Selen: Eine Überdosierung führt zu krankhaften Veränderungen an Haaren und Nägeln. Bei längerer Einnahme kann es zu Störwirkungen im Nervensystem kommen. Maximale unbedenkliche Dosis: 0,45 mg/Tag

- Zink: Es können Magen-Darm-Störungen mit Erbrechen, und Krämpfen auftreten. Zudem kann die Einnahme von Zink die Aufnahme von Kupfer in den Magen-Darm-Trakt beeinträchtigen, was zu einem Kupfermangel führen kann. Ein hoher Zinkanteil kann auch die Auf-

nahme von Eisen beeinträchtigen.
Maximale unbedenkliche Dosis: 42 mg/Tag

- Zinn: Bei einer Überdosierung können Magen-Darm-Störungen auftreten. Maximale unbedenkliche Dosis: 13 mg/Tag

Bei Kindern besteht die Gefahr einer Überdosierung der Substanzen. Die Langzeiteinnahme von hoch dosiertem Vitamin A kann vermehrt zu Oberschenkelhalsbrüchen führen. Aufgrund langsamer arbeitender Nieren und Leber kann es zudem zu einer Überdosierung kommen.

Ist die Methode wirksam?

Es gibt nicht ausreichen Nachweise für die therapeutische Wirksamkeit der orthomolekularen Medizin. Zudem bestehen erhebliche Risiken. Dadurch fällt die Nutzen-Risiko-Abwägung negativ aus. Die orthomolekulare Medizin ist somit zur Behandlung von Krankheiten "nicht geeignet".

Ozontherapie

Die Ozontherapie ist ein Verfahren der Alternativmedizin, bei dem ein Ozon-Sauerstoff-Gemisch eingesetzt wird. Dieses wird in verschiedenen Formen innerlich und äußerlich zur Behandlung von Krankheiten eingesetzt. Andere Bezeichnungen für die Methode sind u.a. Oxyontherapie, Ozonosantherapie und Ozon-Sauerstoffbehandlung.

Auf dem Pfad der Geschichte

Im Jahre 1839 beobachtete der Professor Christian Friedrich Schönbein bei einer elektrischen Entladung die Entstehung eines Gases. Aufgrund seines charakteristischen Geruches nannte er dieses Ozon (griech. „riechen"). Die industrielle Herstellung von Ozon ist seit 1857 mit einem Gerät von Werner von Siemens möglich. Medizinisch eingesetzt wurde das Gas, das aus 3 Sauerstoffatomen (O_3) besteht, erstmals 1870 von dem Berliner Arzt Constantin Lender. Während dieser Zeit wurde die keimabtötende Wirkung von Ozon entdeckt. Daraufhin erfolgten weitere Versuche, das Gas medizinisch nutzbar zu machen.

Seit Beginn des 20. Jh. dient Ozon bei der Wasseraufbereitung zur Entkeimung des Trinkwassers. Der Berliner Arzt Albert Wolff setzte das Gas während des 1. Weltkrieges erfolgreich zur rascheren Wundheilung ein. 1935 schuf der Arzt Payr die klinische Grundlage der Ozontherapie. In dieser Zeit setzte in einigen europäischen Ländern eine regelrechte Ozonheilwelle ein. Das Gas wurde in den verschiedensten Anwendungsformen bei zahlreichen Krankheiten eingesetzt.

Die Methode geriet nach dem 2. Weltkrieg bis in die 1950er Jahre weitestgehend in Vergessenheit. 1959 wurde das erste Patent auf ein Ozongerät angemeldet. Dieses erzeugte Ozon-Sauerstoff-Mischungen für den medizinischen Gebrauch. 1972 wurde die Ärztliche Gesellschaft für Ozontherapie, heute Ärztliche Gesellschaft für Ozon-Anwendung in Prävention und Therapie, in Deutschland gegründet.

Was steckt dahinter?

Ozon wirkt bakterien- und virenabtötend, was hauptsächlich bei der äußeren Anwendung genutzt wird. Bei innerer Anwendung soll Ozon die Versorgung des Körpers mit Sauerstoff verbessern und die Blutzirkulation in den feinsten Blutgefäßen fördern. Wie diese Wirkung zustande kommt, wird auf verschiedene Weise erklärt. So sollen einerseits die roten Blutkörperchen durch Oxidation gleitfähiger werden und Sauerstoff weniger stark binden, wodurch dieses leichter an das Gewebe abgegeben werden kann. Andererseits soll Ozon direkt auf die Nervenbahnen wirken und so die Neubildung von Gefäßen anregen.

Des Weiteren soll Ozon an der Aktivierung von Enzymen und der Immunanregung beteiligt sein. Einige Anwender der Ozontherapie schreiben dem Gas auch eine unspezifische Reizwirkung zu.

Es ist nachgewiesen, dass Ozon Bakterien und Viren abtöten kann. Somit ist es möglich, dass es bei Wunden desinfizieren wirkt. Ebenso ist es erwiesen, dass Ozon zu einer kurzfristigen Steigerung der Durchblutung führt. Diesen Effekt haben jedoch auch andere Gase. Er beruht jedoch nicht auf Oxidation der roten Blutkörperchen oder einer Wirkung auf die Nervenbahnen, sondern darauf, dass die Gefäße kurzzeitig verschlossen werden und wenig später mit einer Erweiterung reagieren. Eine langfristige durchblutungsfördernde Wirkung sowie immunstimulierende Effekte sind wissenschaftlich nicht nachweisbar. Ozon hemmt die Abgabe von Sauerstoff an das Gewebe, fördert die Zellalterung und allergische Reaktionen.

Wie wird die Behandlung durchgeführt?

Behandlung

Die Ozontherapie erfolgt mit einem Gemisch aus Ozon (O_3) und Sauerstoff (O_2), dem sogenannten Oxyon. Dieses wird als Gas, ozonisiertes Wasser, ozonisiertes Olivenöl oder ozonisiertes Eigenblut angewendet.

- Gasinjektion: Hierbei werden 10 – 20 mL Oxyon mit einer Gasspritze unter die Haut, in eine Arterie oder einen Gelenkspalt gespritzt. Bei der Injektion unter die Haut wird das Gas mittels Massage verteilt.
- Beutelbehandlung: Ein luftdichter Beutel wird über die Extremitäten gestülpt, an denen sich Geschwüre und offene Wunden befinden. Durch das Einleiten des Ozon-Sauerstoff-Gemisches wird die betroffene Stelle begast.
- Spülung: Das Ozon wird mittels Katheter mit Klistierspitze in den Enddarm oder eine andere Körperöffnung eingeleitet.
- Äußerliche Anwendung: In der Zahnmedizin wird ozonisiertes Wasser zur Desinfektion eingesetzt. Wunde Haut kann mit ozonisiertem Olivenöl behandelt werden.
- Einnahme: Mit ozonisiertem Wasser werden Trinkkuren durchgeführt.
- Nosoden aus ozonisiertem Blut werden auch in anderen Bereichen der Alternativmedizin wie der Homotoxikologie eingesetzt.
- Große Eigenblutbehandlung, auch „Blutwäsche": Hierbei werden 60 bis 200 mL Blut entnommen und die Blutgerinnung mit Heparin gehemmt. Das Blut wird mit Oxyon durchperlt und anschließend wieder in die Vene des Patienten gespritzt. Die Behandlung dauert ungefähr 15 Minuten. Zum Teil wird das Blut auch durch hyperbare Infusion, also unter erhöhtem Druck, wieder in den Körper injiziert.

- Kleine Eigenblutbehandlung nach Windstosser: Dem Patienten werden 5 – 10 mL Blut entnommen. Dieses wird mit Ozon durchmischt und anschließend in einen Muskel injiziert.

Nach der Behandlung mit der Ozontherapie sollte der Patient für eine kurze Zeit unter Aufsicht ruhen. Je nach Krankheit und Bedarf erfolgt die Behandlung zwischen zweimal täglich und einmal wöchentlich. Die Ozontherapie wird in 5 bis 30 Sitzungen durchgeführt.

Welche Ausbildung haben die Behandler?

Die Ausbildung in Ozontherapie wird von Ärztegesellschaften für Ozontherapie und Interessensgemeinschaften der Gerätehersteller angeboten. Angewendet wird die Methode von Ärzten in Praxen oder Kliniken und Sanatorien sowie von Heilpraktikern.

Wofür wird die Behandlung angewendet?

Während früher hauptsächlich bakterielle Infektionen zu den Behandlungsbereichen zählten, wird die Ozontherapie heute in erster Linie bei arteriellen Durchblutungsstörungen und Virusinfektionen und Virusinfektionen wie Herpes und Hepatitis eingesetzt.

Die örtliche Ozonbehandlung erfolgt etwa zur Wundbehandlung bei Geschwüren, Fisteln, Abszessen, Gangrän (Absterben von Gewebe), Wundliegen (Dekubitalgeschwür) und Knochenentzündung (Osteomyelitis) sowie bei Verbrennungen und oberflächlichen Tumoren. In der Zahnmedizin kommt ozonisiertes Wasser nach einer Zahnentfernung und bei Infektionen in der Mundhöhle zum Einsatz. Auch Verstopfung und Reizdarm gehören zu den Anwendungsgebieten der örtlichen Ozonbehandlung.

Die Eigenblutbehandlung wird bei peripheren Durchblutungsstörungen, Durchblutungsstörungen des Gehirns (Zerebralsklerose), koronarer Herzkrankheit, Retinopathie, Hörsturz, rheumatischer Erkrankung und Arthrose, rheumatoider Arthritis und Bechterew-Krankheit sowie als komplementäre Krebsbehandlung und bei Aids eingesetzt. Weitere Anwendungsbereiche sind Allergie, Asthma, Akne, Blasenentzündung, Krampfadern, Leberzirrhose, Entzündung der Venenwand (Thrombophlebitis), Wirbelentzündung (Spondylitis), Wechseljahrsbeschwerden und als unterstützende Therapie bei Schmerzen.

Neben diesen Anwendungsgebieten wird die Ozontherapie auch als Verjüngungskur angeboten. Sie soll einen günstigen Einfluss auf Gedächtnis- und Schlafstörungen sowie auf das Allgemeinbefinden haben.

Wann darf die Behandlung nicht eingesetzt werden?

Eine Eigenblutbehandlung oder Ozongasinjektion sollte nur von einem Arzt angewendet werden.

Als Gegenanzeigen für die Ozontherapie gelten Alkoholvergiftung, akuter Herzinfarkt, Organblutungen, erbliche Blutgerinnungsstörung und Blutplättchenmangel (Thrombopenie), Schlaganfall, Epilepsie, Überfunktion der Schilddrüse, Bohnenkrankheit (Glucose-6-Phosphat-Dehydrogenase-Mangel), Ozonallergie und chronische Pilzinfektionen.

Da die Ozontherapie die Blutungsneigung fördert, sollte sie nicht bei gleichzeitiger Einnahme von gerinnungshemmenden Medikamenten (z. B. Acetylsalicylsäure, Marcumar) angewendet werden. Zudem können Wechselwirkungen mit ACE-Hemmern (etwa Captopril, Enalapril) auftreten. Vor und während einer Behandlung mit der Ozontherapie sollten keine Vitaminpräparate eingenommen werden.

Während der Schwangerschaft und bei Kindern unter 14 Jahren darf das Verfahren nicht angewendet werden.

Welche Nebenwirkungen können auftreten?

Da Ozon für den Menschen giftig ist, darf das Ozon-Sauerstoff-Gemisch während der Behandlung nicht freigesetzt werden. Schon die kurzzeitige Einwirkung geringer Mengen führen zu einer Reizung der Atemwege und der Augen sowie zu zentralnervösen Störungen.

Aufgrund seiner starken Wirkung als Oxidationsmittel, lässt Ozon im Körper freie Radikale entstehen, die die Zellwand und die Mitochondrien in den

Zellen schädigen. Es fördert zudem die Zellalterung und allergische Reaktionen.

Bei Eigenblutbehandlungen kann eine anhaltende Müdigkeit auftreten.

Wird Ozon injiziert, können im Einstichbereich Schmerzen und Spritzenabszesse auftreten. Zudem kann es zu Harn- und Stuhldrang, Durchfällen, Lendenschmerzen, Kopfschmerzen, Schwindel, Sehstörungen, Übelkeit, Husten, Waden-, Blasen- und Darmkrämpfen, Herzrhythmusstörungen und Kreislaufkollaps kommen. Des Weiteren können Schäden durch Gasembolien wie Thrombosen, Herzmuskelveränderungen, Bewusstlosigkeit, Schädigung des Zentralnervensystems, bleibende Lähmungen und Erblindung auftreten.

Gasinjektionen und Blutwäsche können allergische Reaktionen bis hin zu einem lebensbedrohlichen Schockzustand hervorrufen. Die örtliche Begasung der Haut kann Ekzeme verursachen.

Durch mangelhafte Sterilisation der Geräte kann es bei der Eigenblutbehandlung zur Übertragung von Krankheitserregern wie Hepatitis B und C, aber auch HIV, kommen.

Die desinfizierende Wirkung des Ozons ist hierbei nicht ausreichend.

Da die Ozontherapie Müdigkeit und Sehstörungen hervorrufen kann, sollten nach einer Behandlung keine Fahrzeuge gelenkt, keine Maschinen bedient und keine Arbeiten ohne sicheren Halt durchgeführt werden.

Ist die Methode wirksam?

Für die begleitende Krebsbehandlung, die Senkung von Bluthochdruck oder der Risikofaktoren der koronaren Herzkrankheit konnte eine Wirksamkeit der Ozontherapie nicht nachgewiesen werden. Die Risiken der Behandlung sind enorm, wodurch die Nutzen-Risiko-Einschätzung negativ ausfällt. Die Ozontherapie ist zur Behandlung von Erkrankungen und Beschwerden jeglicher Art „nicht geeignet".

Progressive Muskelentspannung nach Jacobson

Bei der progressiven Muskelentspannung nach Jacobson (kurz PME) werden bestimmte Muskelgruppen willentlich und bewusst angespannt und entspannt. Dadurch wird eine fortschreitende Entspannung im gesamten Körper erreicht. Andere Bezeichnungen für das Verfahren sind progressive Muskelrelaxation oder Tiefenmuskelentspannung.

Auf dem Pfad der Geschichte

Die progressive Muskelentspannung wurde von dem amerikanischen Arzt und Physiologen Edmund Jacobson (1885-1976) entwickelt. Dieser beobachtete in den 1920er Jahren, dass Unruhe, Angst und psychische Spannung zu einer Anspannung der Muskeln führen. Zudem kannte er aus eigener Erfahrung die schmerzhaften Auswirkungen verspannter Muskeln auf die Befindlichkeit. In Versuchen der Selbstbehandlung beobachtete Jacobson, dass er sich besonders tief und angenehm seelisch entspannt fühlte, wenn er sich kräftig streckte und besonders die Muskeln von Armen und Beinen anspannte und wieder entspannte. Diese Beobachtungen von den Wechselwirkungen von psychischem Empfinden und muskulärer Spannung machte Jacobson zur Grundlage eines systematischen Entspannungsverfahrens. Nach der Vorstellung der Methode 1928 fand sie rasche Verbreitung in den USA. Sie wurde in vielen Bereich eingesetzt und schließlich in die Verhaltenstherapie übernommen.

Im deutschen Sprachraum findet die progressive Muskelentspannung hauptsächlich in psychosomatischen Kliniken, in der Psychiatrie und in der Rehabilitation Anwendung. Auch von niedergelassenen Psychotherapeuten und Bewegungstherapeuten wird die Methode angewendet.

Was steckt dahinter?

Das Konzept der progressiven Muskelentspannung nach Jacobson beruht auf den Beobachtungen, dass ein Mensch auch unter Muskelverspannungen leiden kann, obwohl er völlig ruhig und entspannt ist. Diese Verspannungen wirken sich negativ auf die seelische Verfassung und den Körper aus. Durch die Entspannung großer Muskeln können Anspannungen in unwillkürlichen Muskelgruppen oder Organen gelöst werden. Jacobson machte im Gegensatz dazu die Beobachtung, dass die Muskelströme fast gegen Null gehen, wenn eine wirkliche seelische Entspannung vorhanden ist. Das System der progressiven Muskelentspannungen greift diese Beobachtungen auf und hat das Ziel, diese Muskelanspannungen als solche wahrzunehmen und aktiv zu lösen. Auf die aktiv herbeigeführte Muskelentspannung reagiert der Organismus körperlich, emotional und kognitiv (verstandesmäßig), wodurch ein Gefühl von Ausgeglichenheit, Ruhe und Konzentration entsteht.

Dass eine aktive Entspannung von Muskeln bereits bestehende Verspannungen lösen kann, ist wissenschaftlich erwiesen. Dies hat zur Folge, dass sich das willkürliche Nervensystem normalisiert: im sympathischen Nervensystem sinkt die Anspannung und im parasympathischen Nervensystem steigt die Aktivität. Es kommt zu einer Verbesserung der Blutzufuhr der Muskeln, der Sauerstoffverbrauch sinkt und die Anspannung der Muskeln, die an der Atmung beteiligt sind und der des Bewegungsapparates, wird verringert. Zudem sinken Herz- und Atemfrequenz, die durch Schwitzen erhöhte Leitfähigkeit der Haut und der Blutdruck. Weitere Effekte sind die Anregung der Durchblutung der Haut und der Alpha-Wellen, die den Grundrhythmus des elektrischen Potentials des Gehirns bilden.

Wie wird die Behandlung durchgeführt?

Die progressive Muskelentspannung nach Jacobson wird in leichter Bekleidung im Liegen durchgeführt. Der Übende hat die Augen geschlossen, atmet ruhig und konzentriert sich auf den Körperbereich, in dem er Verspannung oder Unwohlsein verspürt. Nach den Anweisungen des Trainers werden bestimmte Muskelgruppen für 5-7 Sekunden angespannt und für 10-40 Sekunden entspannt. Dabei werden Veränderungen bewusst wahrgenommen. Die Übung wird wiederholt bevor an der nächsten Muskelgruppe gearbeitet wird.

Mit der Zeit stellt sich eine tiefe Entspannung ein, die am Ende der Sitzung durch rückwärts zählen, tiefes Einatmen und Öffnen der Augen zurückgenommen wird. Schließlich werden gemeinsam die aufgetretenen Reaktionen besprochen und Fehler korrigiert. Die Übungen werden nochmals wiederholt und im Sitzen eingeübt, was das Ausführen im Alltag erleichtert.

In der Regel wird die progressive Muskelentspannung in Gruppensitzungen, die etwa eine Stunde dauern, durchgeführt. Aber es sind auch Einzelsitzungen möglich. Meist besteht ein Kurs aus 5-10 Sitzungen.

Erlernen der Technik

Die Technik der progressiven Muskelentspannung kann leicht erlernt und einfach im Alltag ausgeführt werden. Für einen lang anhaltenden Effekt sollte dreimal wöchentlich einige Monate lang trainiert werden.

Selbstbehandlung

Wird eine neue Übung erlernt, sollte sie mehrmals täglich ein Woche lang eingeübt werden. Dies kann mit Hilfe von Anleitungskassetten erfolgen. Mit einem sogenannten Entspannungssignal wird auf das Training eingestimmt. Um eine intensive Körperwahrnehmung zu erhalten, sollte regelmäßig trainiert werden. Es ist wichtig, die Entspannung jedes Mal zurückzunehmen.

Welche Ausbildung haben die Behandler?

Die Ausbildung in der Methode der progressiven Muskelentspannung nach Jacobson erfolgt in 60 Stunden umfassenden Kursen durch den Berufverband. Sie können von klinischen Psychologen Psychotherapeuten, Bewegungstherapeuten und Ärzten besucht werden. Abgeschlossen werden die Kurse mit einem Diplom.

Anhand von Büchern und Kassetten oder in Kursen in Kliniken, Volkshochschulen oder anderen Bildungseinrichtungen können Interessierte und Patienten die Technik erlernen.

Wofür wird die Behandlung angewendet?

Im Rahmen der Verhaltenstherapie wird PME bei Beschwerden eingesetzt, die auf Angst und Anspannung beruhen. Hierzu gehören beispielsweise das Bewältigen von Stresssituationen und der Abbau von Nervosität und Unruhe. Andere Anwendungsgebiete sind psychosomatische Störungen wie Schlafstörungen, Muskelverspannungen und Muskelschmerzen, sowie Bluthochdruck, Verdauungsstörungen, Schluckbeschwerden, akute Kopfschmerzen und chronische Schmerzen. Außerdem wird die progressive Muskelentspannung auch als Begleittherapie von Angstbehandlungen und zur Unterstützung medizinischer Behandlungen, z. B. bei Krebserkrankungen oder Herz-Kreislauf-Erkrankungen, eingesetzt.

Wann darf die Behandlung nicht eingesetzt werden?

Besonders perfektionistisch oder ehrgeizig veranlagte Menschen sollten keine Anspannungsübungen durchführen, da der innere Druck noch verstärkt werden kann.

Die progressive Muskelentspannung kann bei bestehenden Muskelkrankheiten die Beschwerden verschlimmern.

Bei psychischen Krankheiten wie schwerer Depression, Schizophrenie, Phobien und Persönlichkeitsstörungen ist PME als alleinige Behandlungsmethode nicht geeignet.

Durch die Anwendung der progressiven Muskelentspannung kann sich der Bedarf an blutdrucksenkenden Mitteln oder Mitteln gegen Angstzustände reduzieren. In diesem Fall muss eine Dosisanpassung mit dem behandelnden Arzt besprochen werden.

Welche Nebenwirkungen können auftreten?

Die Anwendung der progressiven Muskelentspannung ohne ärztliche Diagnose und als alleinige Behandlung kann dazu führen, dass eine notwendige Behandlung bei bestehender Krankheit versäumt wird.

Das Training kann Müdigkeit verursachen. Deshalb sollten anschließend keine Fahrzeuge gelenkt, keine Maschinen bedient und keine Arbeit ohne sicheren Halt durchgeführt werden.

Ist die Methode wirksam?

Bei Angstneurose, Asthma, Bluthochdruck, Migräne bei Kindern und Osteoarthrose ist der Nutzen der progressiven Muskelentspannung nach Jacobson als begleitende Behandlung nachgewiesen. Für positive Effekte bei chronischen Krebsschmerzen und nichtbösartigen chronischen Schmerzen sind keine Nachweise vorhanden. Da Risiken und unerwünschte Wirkungen nicht bekannt sind, fällt die Nutzen-Risiko-Abwägung für erstgenannte Erkrankungen positiv aus. Hier ist PME zur Behandlung „geeignet". Zur Linderung von Krebsschmerzen und nichtbösartigen Schmerzen ist die Methode „nicht geeignet".

Qigong und Tai Chi

Qigong bedeutet „Arbeiten mit Qi" und ist eine chinesische Meditations-, Konzentrations- und Bewegungsform. Es dient dazu, das Qi des Körpers wieder ins Gleichgewicht zu bringen.

Tai Chi oder Taijiquan bedeutet „höchste Energie". Es war ursprünglich eine sogenannte innere Kampfkunst und bekam seine heutige Form erst im 19. Jahrhundert. Beim Tai Chi wird eine exakt festgelegte Folge fließender Bewegungen ausgeführt.

Auf dem Pfad der Geschichte

Qigong gehört zu den ältesten chinesischen Meditations- und Therapieformen und steht in engem Zusammenhang mit chinesisch philosophischen Traditionen. Das älteste überlieferte Werk, das erste schriftliche Hinweise auf Körperübungen zur Erhaltung der Gesundheit gibt, ist um 200 v. Chr. entstanden. Eine Ausbreitung des Buddhismus führte auch zu der Ausbreitung des Qigong. Es entwickelten sich unterschiedliche religiös-philosophisch geprägte Schulen. Heute gibt es rund 3600 Arten von Qigong. Ihnen gemeinsam ist die traditionelle Vorstellung der „Lenkung von Qi", der universellen, geistigen Lebenskraft. Qigong kann im Wesentlichen in zwei Formen eingeteilt werden: zum einen Übungen mit relativ vielen Bewegungen und zum anderen das regungslos durchgeführte „stille Qigong". Während der Kulturrevolution war Qigong in China aufgrund seiner Nähe zu den spirituellen Traditionen verboten. 1980 erlebte die Technik jedoch einen großen Aufschwung und heute trainieren viele Menschen auf öffentlichen Plätzen.

Tai Chi, das auch als Schattenboxen bekannt ist, ist eine im Kaiserreich China entwickelte Kampfkunst für den bewaffneten oder unbewaffneten Nahkampf. Die heutige Form der Technik entwickelte sich Mitte des 19. Jahrhunderts. Sie besteht aus der Abfolge ineinander fließender Körperbewegungen, die extrem langsam und meditativ ausgeführt werden. In stilistischer Form stellt Tai Chi den Kampf gegen einen imaginären Gegner dar. Auch im Tai Chi haben sich verschiedene Schulen entwickelt, die sich in der

Zahl der Übungen unterscheiden. Im chinesischen Gesundheitssystem ist Tai Chi als vorbeugende und therapeutische Maßnahme fest verankert.

Seit den 1980er Jahren werden Tai Chi und Qigong als kontemplative Formen zur Entspannung eingesetzt. Die Techniken werden von Einrichtungen der Erwachsenenbildung, sowie Gesundheits- und Fitnesszentren angeboten. Sogenannte Tai Chi- oder Chi-Maschinen dienen der Selbstbehandlung. Diese Geräte bewegen die Füße hin und her bzw. schaukeln sie. Der gesamte Körper wird dadurch in Schwingung versetzt, was zur Entspannung führen soll.

In Deutschland wurde 1996 der Dachverband für Taichi und Qigong, 2003 der Dachverband für Qigong und Taijiquan gegründet.

Was steckt dahinter?

Das Konzept von Qigong und Tai Chi beruht auf der Vorstellung, dass Körperfunktionen nur richtig ablaufen können, wenn die Lebensenergie ungehindert im Körper fließen kann. Blockaden von Qi verursachen Krankheiten. Ebenso kann auch emotionale Unausgeglichenheit zu einem Qi-Stau führen. Durch konzentrierte Bewegungsübungen wird der Qi-Stau aufgelöst.

Qigong besteht aus dem Zusammenwirken von drei Elementen: der bewussten Atmung, der Bewegung und der Lenkung der Vorstellungskraft. Ihr Verhältnis kann sich je nach Schule unterscheiden. Zudem gibt es auch äußerlich regungslose Versenkungsübungen. Die Atmung wird durch die verschiedenen Bewegungen des Qigong unwillkürlich beeinflusst. Durch die meditative Konzentration auf das Qi verblassen Umweltreize und die innere Entspannung wird gefördert. Vorstellungen aus der Natur dienen als gedankliche Hilfen für die Qigong-Übungen. So tragen viele Übungen Namen von Tieren oder sie versinnbildlichen ihre Bewegungen. Die langsamen Bewegungsabläufe sollen aufgewühlte Emotionen beruhigen.

Anders als Qigong beruht Tai Chi auf Kampftechniken und deren konzentrierter Abfolge. Es wird davon ausgegangen, dass die gegensätzlichen Pole Yin und Yang, durch deren dynamisches Zusammenwirken Qi hervorgebracht wird, unausgeglichen sind. Durch Tai Chi werden sie harmonisiert und der Fluss von Qi angeregt.

Ein wichtiger Bestandteil von Tai Chi und Qigong ist das regelmäßige Üben.

Die Vorstellungen von Qi als universelle Lebenskraft ist spiritueller Natur. In der westlichen Kultur hat sie nur metaphorischen Charakter. Wissenschaftliche Belege für Qi gibt es nicht. Die westliche Medizin führt die Wirkung der Techniken auf die Bewegung, die Konzentration, die verbesserte Atmung und die Versenkung zurück. Diese wirken entspannend und helfen dem Übenden, gelassener mit Emotionen umzugehen. Zudem beeinflusst die Erwartungshaltung die Durchblutung des Körpers. Für die Beeinflussung der Gesundheit durch Tai Chi-Trainer oder –Maschinen gibt es keine wissenschaftlichen Hinweise.

Wie wird die Behandlung durchgeführt?

Qigong wird sitzend, liegend, stehend oder in Bewegung durchgeführt. Es wird in leichter Kleidung in Gruppen mit einem Trainer geübt. Dieser zeigt den Ablauf der Übungen und die Atemvorgänge. Die Bewegungen werden langsam und ruhig durchgeführt. Dabei konzentriert sich der Übende auf die Atmung, bestimmte Körperbereiche oder Organe. Als Reaktion auf die Bewegungen treten beispielsweise ein Wärmegefühl oder Kribbeln in den Fingern, den Füßen oder dem Bauch auf.

Beim Tai Chi gleichen die einzelnen Bewegungen Angriffs- und Rückzugs- oder Verteidigungsgebärden. Dabei wird die Angriffsenergie aufgenommen und durch die entsprechende reaktive Bewegung weitergeleitet. Eine Yang-Bewegung geht also immer in eine Yin-Bewegung über. Der Übende folgt dabei dem Rhythmus der Atmung. Die Bewegungen werden extrem langsam und konzentriert ausgeführt. Auch Tai Chi wird in Gruppen mit einem Trainer durchgeführt.

Beide Methoden erfordern eine bewusste und konzentrierte Ausführung der Übungen. Je nach Schule oder Anbieter können die Kurse unterschiedlich lang sein. Werden die einzelnen Figuren und deren Ablauf beherrscht, kann auch allein geübt werden. Es sollten 15 – 30 Minuten täglich trainiert werden.

Welche Ausbildung haben die Behandler?

Verschiedene private Qigong-Vereinigungen bieten Unterricht in ihrem eigenen Programm und zum Teil auch Tai Chi an. Auch die Ausbildung in traditioneller chinesischer Medizin umfasst die beiden Methoden. Jedoch sind die Ausbildungen sehr unterschiedlich organisiert. Sie können Jahre dauern oder auch nur Wochenendkurse umfassen. In der Regel ist keine medizinische Vorbildung nötig. Tai Chi und Qigong können auch in Einrichtungen der Erwachsenenbildung und mithilfe von Büchern und Videos erlernt werden.

Wofür wird die Behandlung angewendet?

Bei regelmäßiger Durchführung sollen Tai Chi und Qigong das nicht willentlich steuerbare Nervensystem sowie funktionelle Störungen regulieren. Außerdem soll die innere Ausgeglichenheit gefördert und das Körpergefühl verbessert werden. Bei nahezu jeder Krankheit sollen die Methoden zur Gesundung beitragen. Die Techniken sind auch im Sporttraining integriert.

Mit sogenannten Qigong-Kugeln wird die Konzentrationsfähigkeit gesteigert, depressive Stimmungen behoben und Lungen- und Herztätigkeit angeregt.

Wann darf die Behandlung nicht eingesetzt werden?

Bei bestehenden Erkrankungen müssen die Qigong-Übungen darauf abgestimmt werden. Die Technik darf zudem nicht bei Psychosen angewendet werden.

Während Schwangerschaft und Stillzeit sind die Übungen sorgfältig auszuwählen. Besonders für ältere Menschen sind die Methoden geeignet.

Die Dosis von Medikamenten muss unter Umständen bei Anwendung von Qigong und Tai Chi angepasst werden. Dies sollte mit dem behandelnden Arzt besprochen werden.

Welche Nebenwirkungen können auftreten?

Bei unpassender Zusammenstellung der Übungen können durch Qigong Psychosen induziert oder provoziert werden. Außerdem können Knie- und Rückenschmerzen auftreten. Werden die Übungen falsch oder fehlerhaft durchgeführt, können Schwindel, Kopfschmerzen und Blutdruckveränderungen auftreten.

Ist die Methode wirksam?

Speziell bei älteren Schmerzpatienten konnte eine Wirksamkeit von Qigong auf Bluthochdruck nachgewiesen werden. Zudem zeigten sich auch positive Effekte auf Müdigkeit, Stimmungslage und Schmerzen. Weitere Belege für die Wirksamkeit liegen bei prämenstruellem Syndrom vor. Hier konnten Schmerzen, Wassereinlagerung und Gesamtbefinden verbessert werden. Belegt ist auch die Stärkung des Immunsystems. Da bei Qigong kaum Risiken bestehen, fällt die Nutzen-Risiko-Abwägung für die genannten Anwendungsbereiche positiv aus. Somit ist Qigong für die Behandlung der Erkrankungen und Störungen „geeignet".

Bei der Behandlung zur Dosissenkung von Medikamenten bei Asthma, zur Verminderung von Nebenwirkungen bei Krebs-Behandlungen und zur Verbesserung der Konzentrationsfähigkeit bei Kindern konnten nur wenige Nachweise für die Wirksamkeit von Qigong gefunden werden. Ebenso sind auch die Hinweise auf eine Verbesserung der Entzugserscheinungen bei Heroinabhängigen nicht ausreichend. Deshalb fällt die Nutzen-Risiko-Einschätzung eher negativ aus. Zur Behandlung der genannten Erkrankungen und Störungen ist Qigong „wenig geeignet".

Bei Verlangsamung des Knochenabbaus bei postmenopausalen Frauen und bei Verbesserung des Schlafs bei älteren Menschen ist die Wirksamkeit von Tai Chi belegt. Die Methode ist weitestgehend frei von Risiken und die Nutzen-Risiko-Abwägung fällt deshalb positiv aus. Tai Chi ist zur Behandlung der Störungen „geeignet".

Bei erhöhtem Blutdruck, Herzinsuffizienz, Osteoarthrose und Depressionen gibt es Hinweise darauf, dass Tai Chi die Beschwerden lindern kann. Einen schwachen Wirksamkeitsnachweis gibt es für die Vermeidung von Stürzen, die Verbesserung der Herzkreislauf- und Lungenfunktion, des Gleichgewichtssinns, der Koordinationsfähigkeit und der Gelenkigkeit. Zudem gibt es Hinweise, dass bei älteren Menschen durch regelmäßiges Training die Durchblutung angeregt und die Immunabwehr gestärkt wird. Für die genannten Erkrankungen und Störungen steht ein endgültiger Wirksamkeitsnachweis jedoch noch aus. Daher fällt die Nutzen-Risiko-Abwägung eher negativ aus. Tai Chi ist in diesen Fällen zur Behandlung „wenig geeignet".

Bei rheumatoider Arthritis konnte keine Wirksamkeit von Tai Chi nachgewiesen werden. Die Nutzen-Risiko-Einschätzung fällt hier eindeutig negativ aus und die Methode ist zur Behandlung „nicht geeignet".

Yoga

Yoga ist eine indische philosophische Lehre aus dem Ayurveda. Es ist eine Technik aus Körperhaltung und Atemübungen, deren Ziele Entspannung, Stressabbau und die Harmonisierung von Körper und Seele sind. Der Begriff Yoga ist Sanskrit und bedeutet im übertragenen Sinne „Vereinigung" oder Integration.

Auf dem Pfad der Geschichte

Bereits um 700 v. Chr. wurden in den älteren Upanishaden (philosophische Schriften des Hinduismus) Atemübungen und das Zurückziehen der Sinne als Hilfsmittel der Meditation beschrieben. Der Begriff Yoga und dessen wesentlichen Elemente, die das spätere Yoga-System bilden, wurden erstmals in den mittleren Upanishaden um 400 v. Chr. genannt. Bereits um 300 v. Chr. hatte die Technik große Bedeutung erlangt. Der indische Weise Patanjali fasste im 2. oder 4. Jh. v. Chr. die Yoga-Lehren in 194 kurzen Merksätzen (Sutras) zusammen. Ursprünglich handelte es sich bei Yoga um einen spirituellen Weg, dessen Ziel die Suche nach Erleuchtung durch Meditation war.

Ab dem 12. Jh. entwickelte sich Yoga in verschiedene Richtungen und zahlreiche Unterarten und Varianten entstanden. Ein Beispiel ist Hatha-Yoga (Yoga des Impulses), bei dem verstärkt körperliche Übungen im Mittelpunkt stehen. In den letzten Jahren entwickelten sich besonders in den USA neue Varianten, die mit dem eigentlichen Yoga nur noch wenig gemeinsam haben. Power-Yoga und Ashtanga-Yoga basieren zwar auf den Grundelementen des Yoga. Bewegungen und Haltung werden jedoch in schneller Abfolge durchgeführt.

In der westlichen Welt rückte Yoga erstmals Ende des 19. Jh. in den Mittelpunkt des Interesses. Die erste Yoga-Schule in Deutschland wurde 1930 gegründet.

Was steckt dahinter?

Der Grundgedanke des Yoga ist, dass jeder Mensch an sich arbeiten muss, um sich einem übergeordneten Prinzip annähern zu können. Erreicht werden kann dieses Ziel über acht Stufen. Die erste und zweite Stufe beschäftigen sich mit den Verhaltensweisen, durch die die Beziehung zu sich selbst und zu anderen Menschen beeinflusst wird. Körper- und Atemübungen sind die Grundlage für die dritte und vierte Stufe. Mit ihnen soll die Aufmerksamkeit für die Körperfunktionen geschult werden. Durch die Anweisungen der 5. bis 8. Stufe zur inneren Versenkung und Konzentration wird die Vereinigung von Individuum und unsterblichem Selbst erreicht. Als Entspannungstechnik soll Yoga die Folgen von einem einseitigen und überlasteten Lebensstil mildern oder beheben. Vorraussetzung hierfür ist das regelmäßige Praktizieren der Technik mit Selbstdisziplin und Konsequenz. Darüber hinaus sollen neben den körperlichen Effekten auch Unstimmigkeiten im Leben bewusst und Veränderungen angestrebt werden.

Neben den Yoga-Übungen an sich umfasst die Technik zahlreiche Elemente, die für eine gesunde Lebensführung als wichtig erachtet werden. Diese sind ausgewogene Ernährung, regelmäßige Bewegung und geistige und körperliche Entspannung. Unterstützt werden diese Dinge durch die vertiefte Atmung, die zudem zu einer verbesserten Sauerstoffversorgung des Körpers beiträgt. Die Anwendung von Yoga als Technik zur Entspannung und als Training für den Bewegungsapparat, Koordination und Gleichgewicht ist wissenschaftlich nachvollziehbar. Durch die typische Körperhaltung und die Atemübungen machen die im Körper ablaufenden Prozesse bewusst und dadurch gezielt beeinflussbar.

Auf diese Weise können eingefahrene Verhaltensweise, die sich negativ auswirken, durch bessere ersetzt werden. Daneben haben die einzelnen Körperhaltungen und Atemübungen noch weitere spürbare und zum Teil auch messbare Auswirkungen, die die gesundheitlichen Effekte des Yoga erklären können:

- Durch das Verharren in einer bestimmten Körperhaltung werden Raumgefühl und Gleichgewicht trainiert.
- Die Übungen beanspruchen die Gelenke in jede Richtung und Muskeln, Sehnen und Bänder werden maximal gestreckt und gedehnt. Dadurch werden die Durchblutung der Gelenke und die Beweglichkeit verbessert.
- Durch das Nachlassen der Spannung der Muskulatur werden die Muskeln besser durchblutet. Gleichzeitig verlangsamt sich der Stoffwechsel.
- Die Konzentration an Stresshormonen im Blut verringert sich. Die Folge ist psychische Entspannung.
- Die Aktivität des Kreislaufs wird durch rhythmische Atemübungen angeregt, wodurch Herzfrequenz und Blutdruck sinken. Durch die tiefere Atmung wird der Körper mit mehr Sauerstoff versorgt.
- In der Körperperipherie, etwa an Händen und Füßen, erhöht sich die Hauttemperatur.
- Das vegetative Nervensystem und viele von selbst ablaufende Vorgänge werden durch die Atemübungen beeinflusst.
- Mittels EEG ist nachweisbar, dass sich bewusstes Atmen und konzentriertes Entspannen auf die Gehirnaktivität auswirken.

Wie wird die Behandlung durchgeführt?

Yoga wird in der Regel in einer Gruppe, zum Teil aber auch in Einzelsitzungen durchgeführt. Es wird mit einigen Übungen begonnen, die helfen, zur Ruhe zu kommen und den Alltag hinter sich zu lassen. Anschließend folgt eine Reihe von Körperhaltungen (Asanas), die verschiedene Körperbereiche ansprechen. Von den insgesamt 300 beschriebenen Asanas sind 25 bis 30 am gebräuchlichsten. Diese Körperhaltungen können mit Atemübungen (Pranayamas) kombiniert werden. In den Haltungen wird mehrere Minuten lang verharrt. Dabei werden die Muskeln, die nicht an der Übung beteiligt sind, entspannt und die Aufmerksamkeit auf das körperliche Empfinden gelenkt. Abgeschlossen wird das Training mit Übungen zur Versenkung und tiefen Entspannung. Yoga sollte zweimal täglich 20-30 Minuten ausgeübt werden.

Welche Ausbildung haben die Behandler?

Da Yoga-Lehrer keine geschützte Bezeichnung ist, gibt es keine einheitliche Qualifikation hierfür. Nationale Yoga-Verbände und private Yoga-Schulen bieten eine Ausbildung an. Die Richtlinien hierfür wurden von dem Berufsverband der Yoga-Lehrenden in Deutschland (BDY) definiert. Zudem überwacht er bei den Mitgliedern die Einhaltung und kontrolliert das Ergebnis mit einer Prüfung. Interessierte können bei ihm eine Liste mit geprüften Mitgliedern erhalten.

Wofür wird die Behandlung angewendet?

Die Anwendung von Yoga kann unter verschiedenen Aspekten erfolgen. Neben dem spirituellen Ziel, einem übergeordnetem Prinzip näher zu kommen, kann es auch als Maßnahme zur Vorbeugung, mit der Beweglichkeit und Koordinationsfähigkeit des Körpers erhalten werden, oder Entspannungstechnik eingesetzt werden. Ein weiterer Anwendungsbereich ist die Beeinflussung spezieller Krankheiten oder Symptome. Hierbei ist es als unterstützende Maßnahme zu den herkömmlichen medizinischen Verfahren.

Als alleiniges Behandlungsverfahren soll Yoga bei Stress, Unruhezuständen und Schlafstörungen helfen. Der therapeutische Einsatz ist jedoch nur Ärzten und Heilpraktikern vorbehalten. In der Physiotherapie wird die Technik ebenfalls zur Behandlung eingesetzt.

Wann darf die Behandlung nicht eingesetzt werden?

Yoga-Übungen mit medizinischem Ziel dürfen nur von Ärzten und Heilpraktikern zusammengestellt werden. Diese kontrollieren auch den Erfolg der Behandlung.

Die Grenzen der körperlichen Belastbarkeit sollten nicht überschritten werden. Vor der Anwendung extremer Körperhaltungen, sollte der Zustand des Bewegungsapparates von einem Arzt überprüft werden. Auch bei Übungen, die die Atmung verlangsamen, sollte zuvor eine ärztliche Untersuchung erfolgen.

Yoga-Übungen sind für Kinder unter 14 Jahren nicht geeignet. Während der Schwangerschaft sollten keine Körperpositionen, die den Unterleib beanspruchen und den Druck im unteren Bauchraum steigern, angewendet werden. Ältere Menschen sollten bei der Ausübung von Yoga Schmerzsignale ernst nehmen.

Körperhaltungen, die den Blutdruck steigen lassen, sollten nicht von Menschen mit Bluthochdruck eingenommen werden. Versenkungs- und Konzentrationsübungen können bei Menschen mit psychischen Erkrankungen wie Depression und Schizophrenie das psychische Gleichgewicht gefährden.

Bei Yoga-Übungen, die den Blutdruck senken, kann es bei gleichzeitiger medikamentöser Behandlung notwendig sein, die Dosis der Arzneimittel zu senken. Dies sollte mit dem behandelnden Arzt besprochen werden.

Welche Nebenwirkungen können auftreten?

Yoga kann zu Benommenheit führen. Während dieser Zeit sollten keine Fahrzeuge gelenkt, keine Maschinen bedient und keine Arbeiten ohne sicheren Halt durchgeführt werden.

Werden beim Yoga-Training die Grenzen der körperlichen Belastbarkeit überschritten, können Muskeln, Sehnen und Bänder zu stark beansprucht werden. Überdehnungen, Zerrungen und Schmerzen sind die Folge.

Bei erhöhtem Blutdruck kann vor allem bei Über-Kopf-Haltungen der Blutdruck gefährlich ansteigen. Im schlimmsten Fall kann es hierbei zu einem Hirnschlag kommen.

Ist die Methode wirksam?

Die Anwendung von Yoga zur Normalisierung der Risikofaktoren von Herz-Kreislauf-Erkrankungen wie Bluthochdruck und erhöhte Cholesterinwerte, zur Verbesserung der Lebensqualität bei multipler Sklerose, zur Verringerung der Beeinträchtigungen durch Rückenschmerzen und zur unterstützenden Behandlung von Tuberkulose mit Antibiotika ist wissenschaftlich bestätigt. Wird die Technik richtig angewendet, bestehen kaum Risiken. Somit fällt die Nutzen-Risiko-Abwägung positiv aus und Yoga ist für diese Anwendungsbereiche „geeignet".

Für die Anwendung bei Asthma, Karpaltunnel-Syndrom, Angstzuständen, Arthrose, Depressionen, Entzugsbehandlung von Opiat-Abhängigkeit, Schlafstörungen bei Lymphom-Patienten, Stress, Zwangsneurosen und zur Verbesserung der sportlichen Leistung gibt es Hinweise auf eine therapeutische Wirksamkeit. Aufgrund der fehlenden Nachweise fällt die Nutzen-Risiko-Einschätzung eher negativ aus. Yoga ist für die genannten Anwendungsgebiete „wenig geeignet".

Die Wirksamkeit bei Diabetes, Epilepsie und Tinnitus ist nicht nachgewiesen und die Nutzen-Risiko-Abwägung fällt somit negativ aus. Somit ist Yoga für diese Anwendungen „nicht geeignet".